W01863 96

Monika Richrath

EFT-Klopftechnik für Hochsensible

Monika Richrath

EFT-Klopftechnik für Hochsensible

Wie Sie in nur 2–5 Minuten mehr
Lebensfreude herbeiklopfen können

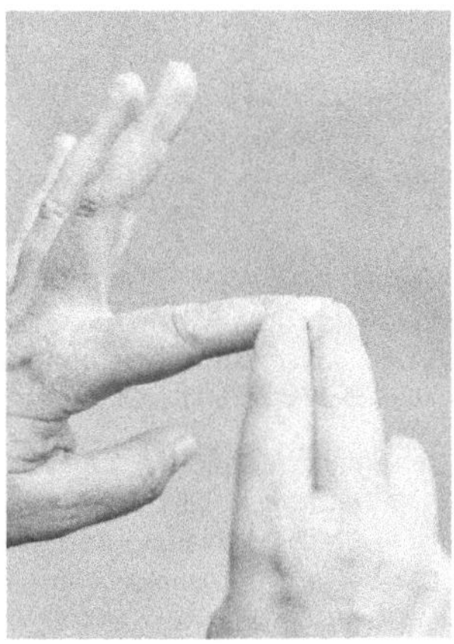

dielus
dielus edition

EFT-Klopftechnik für Hochsensible – Monika Richrath

Dieses Buch wird durch einen inhabergeführten sowie unabhängigen Kleinverlag herausgegeben. Es wird versichert, dass keine Beteiligungen durch internationale Investorengruppen, Großverlage oder sonstige Konzerne bestehen. Der Inhalt dieses Ratgebers folgt ausschließlich freigeistigen und fachlich orientierten Gesichtspunkten.

Lektorat/Korrektorat: Maren Klingelhöfer, www.maren-klingelhoefer.de
Umschlaggestaltung: dielus
Fotos Umschlag und Innenteil: Maike Mentzel, www.maikementzel.de
Printed in Germany

ISBN 978-3-9817975-4-1

Bibliografische Information der Deutschen Bibliothek: Die Deutsche Bibliothek verzeichnet diese Publikation in der Deutschen Nationalbibliografie; detaillierte bibliografische Daten sind im Internet abrufbar über https://portal.d-nb.de.

Inhaltsverzeichnis

Vorwort

Das erste Burnout kam 1986, ich hatte erst vor vier Jahren angefangen zu arbeiten. Es ließ sich mit einem einfachen Wechsel des Arbeitsplatzes beheben. Das nächste Burnout hatte ich 2002, und es war ein Glück, dass es sehr lange dauerte, bis ich einen neuen Arbeitsplatz fand – mehr als eineinhalb Jahre wäre ich gar nicht in der Lage gewesen, in meinem Beruf als Fremdsprachenassistentin zu arbeiten. Das dritte Burnout verschleppte ich über zwei Jahre, bis es 2008 zum Zusammenbruch kam.

Es brauchte also drei Burnouts, bis ich verstehen konnte, dass ich physisch und psychisch „anders gestrickt" bin und begann, meine Hochsensibilität endlich ernst zu nehmen. Es folgte die Erkenntnis, dass ich aufhören musste, den Leistungsansprüchen und -anforderungen anderer genügen zu wollen. Hätte mich nicht eine hartnäckige chronische Krankheit ereilt, würde ich jetzt vielleicht schon kurz vor dem vierten Burnout stehen. Doch so habe ich die Krankheit zum Anlass genommen, mich mit der Meridianklopftechnik EFT (Emotional Freedom Techniques) auf einen ganz eigenen Weg zu machen.

Auch EFT musste mehrmals in mein Leben kommen, obwohl schon beim ersten Mal klar war, dass diese Methode zu mir gehört. Offenbar tat ich mich sehr schwer, die Botschaften meiner Psyche zu verstehen …

Die EFT-Klopftechnik hat mich selbst und mein eigenes Leben auf eine Weise verändert, die ich selbst nie für möglich gehalten hätte. Über 40 Jahre lang war ich ein eher depressiver Mensch, ängstlich, schüchtern, sozial vollkommen gehemmt, leidend an mir selbst und an der Welt. Davon war ich 20 Jahre lang (mit Unterbrechungen) in psychotherapeutischer Behandlung. Das hatte seinen Sinn, aber die großen Veränderungen kamen erst, als ich die EFT-Klopftechnik kennenlernte und begann zu klopfen. So fand ich in relativ kurzer Zeit heraus, dass in mir eigentlich ein sehr fröhlicher, lebensbejahender Mensch steckt. Manchmal staune ich selbst darüber, wie optimistisch und vertrauensvoll ich heute bin im Vergleich zu früher. Bis Mitte 40 war ich so schüchtern, dass ich es einfach nicht ertragen konnte, fremde Menschen anzusehen. Heute halte ich Vorträge und Seminare und kann das ganze Wochenende reden und dabei fremden Menschen ins Gesicht sehen und habe auch noch Spaß dabei! Manchmal erscheint es mir immer noch wie mein persönliches Wunder – dabei habe ich mittlerweile schon so viele große und kleine, erstaunliche Veränderungen an Klientinnen und mir selbst erlebt, dass mich eigentlich nichts mehr überraschen sollte. Dennoch: Ich komme nie aus dem Staunen heraus, was die EFT-Klopftechnik bewirken kann.

Viel Zeit hatte ich für mich selbst dafür übrigens nicht aufgewendet, täglich ca. 10 Minuten, in denen ich nur zwei Sätze klopfte, ansonsten dachte ich nicht weiter über diese Sätze nach. Dennoch legte sich im Laufe der Zeit ein Schalter um, ohne dass ich mich dafür anstrengen musste. Anfängerinnen und Anfängern empfehle ich mittlerweile sogar, nur einen Satz zu klopfen, das dauert ca. 2 bis 5 Minuten am Tag. Mehr brauchen Sie nicht für Ihr eigenes Wunder.

Das Klopfen bietet sich als Stressbewältigungstechnik für hochsensible Menschen geradezu an, da unser Leben häufig Stress pur ist. Uns bereitet fast alles Stress – vor allen Dingen wir selbst, weil wir oft nicht so sind, wie wir eigentlich sein wollen (oder wie andere uns haben wollen), d. h., als hochsensible Menschen haben wir häufig mit Selbstablehnung und fehlender Selbstliebe zu kämpfen. Was liegt näher, als eine Technik anzuwenden, die Ihnen hilft, sich selbst als hochsensibler

Mensch besser anzunehmen, und auf ganz sanfte und unaufgeregte Weise zu mehr Selbstakzeptanz und Selbstliebe führt?

Immer wieder einmal habe ich wissenschaftliche Literatur durchstöbert, in der Hoffnung, dort verständliche wissenschaftliche Erklärungen oder Hinweise zum Thema Hochsensibilität zu finden. Daraus entwickelte sich der Wunsch, die körperlichen Zusammenhänge von Stress, Emotionen und Gesundheit besser verstehen zu wollen. Dieses Anliegen hat sich in dem Kapitel „Was Sie über Stress wissen sollten“ niedergeschlagen. Sie müssen dieses Kapitel natürlich nicht lesen, um erfolgreich mit diesem Buch arbeiten zu können. Aber ich lege es Ihnen dennoch ans Herz. Das Wissen aus diesem Kapitel sorgt häufig für einen Aha-Effekt (das erlebe ich immer wieder in meinen Seminaren), denn dort erfahren Sie, was Stress in und mit Ihrem Körper anrichtet und warum Stressbewältigung für Sie als hochsensibler Mensch einfach unerlässlich ist. Die in den weiteren Kapiteln vorgestellten Fallgeschichten sind übrigens insgesamt fiktiv und bestehen z.T. aus Erfahrungen von Menschen, die von mir gecoacht wurden, von Menschen, die mir bekannt sind, und z.T. auch aus eigenen Erfahrungen.

Später werden Sie erfahren, was EFT ist, warum das Klopfen sich gerade für hochsensible Menschen so besonders gut eignet und was Sie selbst dafür tun müssen. Immer, wenn Sie dieses Zeichen („Daumen hoch“) sehen, können Sie selbst in einer Übung aktiv werden. Die Übungen sorgen dafür, dass Sie sich die Technik Schritt für Schritt aneignen, Ihre größten Stressverursacher aufspüren und auflösen und somit besser mit Ihrer Hochsensibilität umgehen können. Dadurch entwickeln Sie ganz nebenbei mehr Selbstliebe und Selbstakzeptanz.

Sind Sie bereit für Ihr eigenes Wunder?

Ihre Monika Richrath

www.eft-fuer-hochsensible-menschen.de
www.seminare-fuer-hochensible.de

Was Hochsensibilität ist

Hochsensibel zu sein ist eine Herausforderung – vielleicht aber keine, die die meisten Betroffenen sich selbst aussuchen würden, wenn sie die Wahl hätten. Ich beschäftige mich schon seit einigen Jahren intensiv mit diesem Thema und vermute, dass die meisten Menschen, die in mein engeres Gesichtsfeld treten, fast alle mehr oder weniger hochsensibel sind. Vielleicht finden mich diese Menschen einfach nur. Ich selbst habe einige Zeit gebraucht, um diesen Wesenszug an mir zu akzeptieren, und noch länger, bis ich bereit war, eine gewisse Achtsamkeit mir selbst und meinem Körper gegenüber zu entwickeln.

Hochsensibilität scheint immer noch vor allem als ein empirisches Phänomen zu gelten, für das es noch keine anerkannte neurophysiologische Theorie gibt. Das Phänomen der erhöhten Reizempfänglichkeit ist bekannt und kommt auch im Tierreich vor. Verschiedene Studien gehen von einem hochsensitiven Populationsanteil von 15 bis 20 % aus. Insgesamt wurden aber nur wenige Studien zu diesem Thema veröffentlicht. Dabei glaubten schon der russische Forscher Pawlow (genau, der mit dem Hund!) und der Psychiater C. G. Jung, dass hochsensible Menschen genetisch bedingt ein anderes Nervensystem besitzen.

In der Persönlichkeitspsychologie wurde lange der Begriff „Temperament" verwendet. Damit ist die Art und Weise gemeint, wie ein Lebewesen agiert und reagiert, ein Verhaltensstil, der sich aus motorischen, emotionalen und wahrnehmungsbezogenen Reaktionen zusammensetzt und gewisse typische Verhaltensmerkmale umfasst wie Stimmung, Tempo, Reizschwelle, Ausdauer etc. Das Temperament wird als genetisch festgelegt betrachtet und betrifft nicht nur Menschen – vielleicht haben Sie ja ein Tier, an dem Sie selbst schon entsprechende Beobachtungen gemacht haben.

Wenn Hochsensibilität auch im Tierreich vorkommt, liegt es auf der Hand, dass die entsprechenden Abläufe entweder im Reptiliengehirn (dem evolutionsgeschichtlich ältesten Teil des Gehirns, der die lebensnotwendigen Vorgänge wie Atmung, Herzschlag, Nahrungsaufnahme, Verdauung etc. regelt) oder im limbischen System (das wir mit allen Säugetieren gemeinsam haben und der Verarbeitung von typischen Empfindungen wie Sorge um den Nachwuchs, Liebe, Angst, Lust etc. dient) stattfinden müssen.

Die von der Psychologin Elaine Aron als „sensory processing sensitivity" bezeichnete höhere Empfindsamkeit geht einerseits von einer feineren Wahrnehmung innerer und äußerer Reize und andererseits von einer intensiveren Verarbeitung im Gehirn aus. Aron hat übrigens 2014 selbst in einem Versuch nachgewiesen, dass die Gehirne hochsensibler Menschen anders „ticken": Sie zeichnete die Gehirnaktivität von 18 Hochsensiblen in einem Magnetresonanztomographen auf, während diese Fotos von Menschen mit unterschiedlichen Gesichtsausdrücken betrachteten, und verglich die Ergebnisse mit einer nicht hochsensiblen Kontrollgruppe. Dabei stellte sich heraus, dass die Gehirne der als hochsensibel eingestuften Personen eine höhere Gehirnaktivität in den Bereichen, die für Aufmerksamkeit und Verarbeitung von Sinnesreizen zuständig sind, aufwiesen. Bereiche, die mit Emotionen und Einfühlungsvermögen in Verbindung stehen, waren ebenfalls besser durchblutet.

Es ist nach wie vor nicht eindeutig geklärt, wie Hochsensibilität entsteht. Die derzeit existierenden Erklärungsansätze gehen davon aus, dass die Erregbarkeit des Gehirns (vor allem der Großhirnrinde) höher ist als bei anderen Menschen und die Gehirnteile für die Dämpfung der

Erregungspotentiale weniger stark ausgebildet sind. Auch der Thalamus (der „Tor zum Bewusstsein“ genannt wird) scheint eine Rolle zu spielen. Thalamuskerne leiten sensorische Informationen an die Großhirnrinde (Kortex) weiter und steuern Motorik, Sensorik und psychische Vorgänge. Vermutlich funktioniert der Thalamus bei hochsensiblen Menschen anders als bei nicht sensitiven Personen. Da mehr Reize als „wichtig“ eingestuft werden, gelangen mehr Reize ins Bewusstsein.

Die Aufmerksamkeitssteuerung sorgt dafür, dass unsere Aufmerksamkeit sich bewusst auf bestimmte Informationsquellen richtet und dafür andere ausblendet. Zum Beispiel sollte man, wenn man sich in einem Raum befindet, in dem gerade viele Menschen miteinander sprechen, eigentlich nur das Gespräch mitbekommen, in das man selbst involviert ist. Bei mir – und vielen anderen hochsensiblen Menschen – funktioniert das nicht. Ich höre dann auch andere Gespräche; zwar nur in Bruchstücken, aber doch in einem Umfang, dass ich mich nicht mehr auf mein eigenes Gespräch konzentrieren kann.

Auch der Hypothalamus, der das übergeordnete neuronale Kontrollzentrum des autonomen Nervensystems bildet, scheint in diesem Zusammenhang von Wichtigkeit zu sein. In der Region des Hypothalamus (eigentlich eine Ansammlung verschiedener Kerne) enden Fasern von Nervenzellen aus verschiedenen Gebieten des Gehirns, über die verschiedene Neurotransmitter wie Acetylcholin, Noradrenalin, Serotonin oder Dopamin transportiert und ausgeschüttet werden. Hier werden viele Eingangs- und Ausgangssignale verarbeitet (z. B. die Informationen aus den Sinnesorganen). Der Hypothalamus bildet neben anderen Funktionen eine Schnittstelle zwischen Nervensystem und innersekretorischem System – was z.B. bei der Stressreaktion zum Tragen kommt. Mehr dazu finden Sie im Kapitel „Was Sie über Stress wissen sollten“.

Auch wenn es sich bisweilen so anfühlen mag, Hochsensibilität ist keine Krankheit, sondern einfach nur eine besondere physische und psychische Veranlagung, die offenbar in der Regel weitervererbt wird. Man kann aber auch ohne eine familiäre Disposition hochsensibel werden. So ist ebenfalls bekannt, dass sich das vegetative Nervensystem bei chronischem Stress auf ein erhöhtes Erregungsniveau einpendeln kann (dies kann z.B. geschehen, wenn ein Kind im Bauch einer überängstlichen Mutter heranwächst oder wenn die Mutter während der Schwangerschaft unter sehr großem Stress steht).

Außerdem gilt es als gesicherte wissenschaftliche Erkenntnis, dass gestörte Bindungserfahrungen (wie Misshandlung, Vernachlässigung und Trennung) in der Kindheit langfristige neurophysiologische Folgen haben können (van der Kolk, 1995). Der Mensch verliert dann die Fähigkeit, auf Erregung angemessen zu reagieren. Dies ist im Übrigen auch bei der Posttraumatischen Belastungsstörung der Fall.

Auch wenn es für Sie so aussieht, als wäre für empfindsame Menschen in dieser immer hektischer werdenden Welt kein Platz, braucht sie uns doch ganz unbedingt. Mutige und unerschrockene Kämpfer mögen eine Gruppe Lebewesen zwar weiterbringen (indem sie neues Terrain erobern, für Ausbreitung sorgen etc.), aber sie laufen auch häufiger Gefahr, bei ihren Aktionen „auf der Strecke zu bleiben". Die vorsichtigen und weniger kämpferischen Artgenossen sind es, die letztlich für den Fortbestand der Art sorgen.

Bedenken Sie bitte auch, dass Hochsensible meistens sehr idealistische Menschen mit hohen ethischen Ansprüchen sind, die darüber hinaus ein unverbrüchliches Interesse an anderen Menschen haben und sich engagieren. Hochsensible machen die Welt zu einem besseren Ort für viele andere – was ihnen selbst auch zum Nachteil gereichen kann, wenn sie nicht genug auf sich achten, sich zu wenig um sich selbst und zu viel um andere kümmern (ein weit verbreitetes Verhalten, leider). Aber es besteht Hoffnung, umso mehr, als Sie dieses Buch bereits erworben haben und lesen! Der erste Schritt zur Veränderung ist also bereits getan.

Menschen sind unterschiedlich, auch feinfühlige Menschen. Jeder erlebt diese besondere körperliche und seelische Veranlagung auf andere Weise. Nicht nur die Ausprägung, sondern auch die ganz besondere Form der Empfindsamkeit ist jeweils verschieden. „Die Hochsensible“ oder „den Hochsensiblen“ gibt es einfach nicht. Wir sind alle anders. Es gibt dennoch einige sehr typische Reaktionen bzw. Symptome empfindsamer Menschen.

Übung

Lesen Sie sich bitte die Checkliste auf der nächsten Seite durch und kreuzen Sie alles an, was auf Sie zutrifft. Verwenden Sie dazu am besten einen Bleistift. Sie können die Checkliste eventuell zu einem späteren Zeitpunkt zu einem anderen Zweck noch einmal verwenden.

Checkliste „Symptome Hochsensibilität“

Reaktionen/Symptome	**Ja**	**Nein**
Ich reagiere empfindlich auf alles, was sich in der Luft befindet (Gerüche, Dämpfe, Staub, Ozon, Rauch, Pollen etc.)	☐	☐
Ich nehme Geräusche intensiv wahr	☐	☐
Ich gewöhne mich schlecht an penetrante Geräusche	☐	☐
Ich reagiere stark auf intensiven Lärm (z. B. empfinde ich Lärm manchmal als Schmerz)	☐	☐

Reaktionen/Symptome	Ja	Nein
Optische und akustische Eindrücke nehme ich sehr fein wahr	☐	☐
Ich habe ein intensives Druck-, Hitze- und Kälteempfinden	☐	☐
Ich nehme Schmerz sehr intensiv wahr	☐	☐
Ich reagiere intensiv auf Kaffee und andere Stimuli	☐	☐
Mein Blutdruck ist tendenziell zu niedrig	☐	☐
Hunger beeinträchtigt meine Befindlichkeit stark	☐	☐
Ich habe eine gute Feinmotorik	☐	☐
Ich erschrecke leicht	☐	☐
Ich bin ein „Spätzünder"	☐	☐
Ich habe nur eine geringe Stressresistenz	☐	☐
Ich bin nur wenig belastbar (schnell und häufig erschöpft)	☐	☐
Körperliche, emotionale oder gedankliche Überstimulation können bei mir zu Erregungszuständen führen	☐	☐
Es fällt mir schwer, mich selbst zu lieben	☐	☐
Ich kann mich gut konzentrieren	☐	☐

Reaktionen/Symptome	Ja	Nein
Kunst, Musik und Natur bewegen mich stark	☐	☐
Meine Träume sind bunt und intensiv	☐	☐
Ich verfüge über eine ausgeprägte Intuition	☐	☐
Wenn viel los ist, fühle ich mich oft überfordert und habe das Bedürfnis, mich zurückzuziehen	☐	☐
Zwischen „Schwarz“ und „Weiß“ gibt es für mich viele Graustufen	☐	☐
Ich stelle innere Querverbindungen her	☐	☐
Ich will verstehen (z. B. welchen Sinn mein Leben hat)	☐	☐
Ich habe einen ausgeprägten Gerechtigkeitssinn	☐	☐
Ich habe eine lebhafte Phantasie (und kann mir auch zukünftige Entwicklungen gut vorstellen)	☐	☐
Ich denke in größeren Zusammenhängen	☐	☐
Ich denke gerne nach	☐	☐
Ich mache mir Entscheidungen nicht leicht und wäge mögliche Konsequenzen, auch für andere, sehr sorgfältig ab	☐	☐
Ich bin sehr gewissenhaft, es ist mir wichtig, gute Arbeit zu leisten	☐	☐
Ich strebe Perfektion an (und toleriere weder meine eigenen Fehler noch die der anderen)	☐	☐

Reaktionen/Symptome	Ja	Nein
Ich bin „nah am Wasser gebaut“	☐	☐
Ich lerne gern	☐	☐
Ich habe (oder hatte) Phasen von Weltschmerz	☐	☐
Veränderungen stressen mich	☐	☐
Ich neige zu sozialem Rückzug	☐	☐
Ich bin mit meiner Aufmerksamkeit meistens mehr bei anderen als bei mir selbst	☐	☐
Ich interessiere mich für Spiritualität	☐	☐
Ich kann gut zuhören	☐	☐
Meistens fühle ich mich anderen stärker verbunden als umgekehrt	☐	☐
Die Befindlichkeiten, Stimmungen und Beziehungsqualitäten von anderen nehme ich (manchmal sehr intensiv) wahr	☐	☐
Andere lachen manchmal über meine kindliche Naivität und Gutgläubigkeit	☐	☐
Ich kann mich nicht gut abgrenzen	☐	☐
Meine eigenen Bedürfnisse ordne ich lieber denen anderer unter	☐	☐
Im Konfliktfall ziehe ich mich lieber zurück	☐	☐

Reaktionen/Symptome	Ja	Nein
Manchmal habe ich das Gefühl, ich bin harmoniesüchtig	☐	☐
Die Stimmungen anderer Menschen beeinflussen mich sehr (manchmal nehme ich die Gefühle anderer wie meine eigenen wahr)	☐	☐
Ich habe ein starkes ethisches Empfinden und bin eine idealistische Persönlichkeit	☐	☐
Ich habe oft Kopfkino	☐	☐
Ich leide unter Prüfungsangst	☐	☐

Vermutlich wird nicht alles davon auf Sie zutreffen. Die Psychologin Elaine Aron hat in ihren Studien festgestellt, dass nur 42 % der von ihr befragten Menschen sich als „überhaupt nicht sensibel" bezeichneten (Aron, 1996, S. 61). Sie können auch nicht davon ausgehen, dass hochsensible Menschen immer introvertierte Eigenbrötler sind. Aron hat in ihren Studien herausgefunden, dass immerhin 30 % der Hochsensitiven als extravertiert gelten, also ein ausgesprochen geselliges Leben pflegen, einen großen Freundeskreis haben, sich gerne in Gruppen aufhalten und unbefangen auf fremde Menschen zugehen können. Diese Menschen werden vermutlich kaum als hochsensibel wahrgenommen und mögen sich selbst vielleicht auch nicht so definieren, können sich aber trotzdem durch ihre Sensibilität beeinträchtigt fühlen.

Apropos introvertiert: C. G. Jung hat Intro- und Extraversion so definiert, dass introvertierte Menschen sich regenerieren, wenn sie allein sind, extravertierte Menschen sich jedoch im Kontakt mit anderen Menschen regenerieren (Jung, 1921). Ich finde diese Definition sehr gelungen. Natürlich regeneriert sich jeder am besten auf die ihm gemäße Weise, aber, wenn wir hochsensible extravertierte Menschen betrachten und berücksichtigen, dass diese auch unter dem Reizüberflutungspotential leiden können, das von menschlichen Kontakten ausgeht, so wird sofort klar, dass Introversion nicht gleich Hochsensibilität ist.

Was hochsensible Menschen häufig verbindet, ist das (oft sehr intensiv) empfundene Gefühl von Andersartigkeit. Mit diesem Gefühl werden wir uns im Kapitel „Wenn Sie sich anders fühlen“ näher beschäftigen. Aus dem grundsätzlichen Gefühl „Ich bin anders als alle anderen“ kann ein erheblicher Leidensdruck erwachsen. Daraus entstehen wiederum andere Grundüberzeugungen, die sich häufig gegenseitig bedingen und verstärken, wie fehlende Selbstliebe und -achtung, als mangelhaft oder unzureichend erlebte Bindungen und Bindungserfahrungen, schlechte Abgrenzungsfähigkeiten, eine grundsätzliche geringere körperliche und seelische Belastbarkeit, eine höhere Burnoutgefährdung oder häufige Krankheiten.

Auch hier gilt wieder, dass dies keinesfalls für alle feinfühligen Menschen zutreffen muss. Wie hochsensible Menschen mit ihrer Veranlagung zurechtkommen, scheint ganz wesentlich davon abzuhängen, wie sie als Kind aufgewachsen sind und in ihrer Sensitivität erlebt und unterstützt wurden (Gunnar, 1994). Allerdings machen nur etwa die Hälfte aller Menschen in ihrer Kindheit positive Bindungserfahrungen. Daher ist anzunehmen, dass sehr viele hochsensible Menschen sich nicht gerade auf der Sonnenseite des Lebens sehen. Schließlich spielt die Biologie eine nicht unerhebliche Rolle: Wenn die Bewältigungsmechanismen eines Menschen überfordert sind, schüttet der Körper verstärkt Stresshormone wie Noradrenalin und Cortisol aus. Häufige und anhaltende Stressreaktionen beeinflussen jedoch das Zentralnervensystem, ein ständig erhöhter Cortisolspiegel führt zu einer Schwächung der körpereigenen Abwehr. Mehr dazu lesen Sie im Kapitel „Was Sie über Stress wissen sollten“.

Die schlechte Nachricht ist also: Wir sind stressanfällig, häufig sogar extrem stressanfällig.

Die gute Nachricht ist: Zwar können wir unsere Grunddisposition nicht ändern, aber wir haben auch als hochsensible Menschen einen unermesslichen Gestaltungsspielraum darin, wie wir mit dem Stress umgehen. Es macht einen entscheidenden Unterschied, ob wir Stress einfach nur erleben und erleiden oder ob wir aktiv etwas unternehmen, um ihn loszulassen, und lernen, besser mit ihm umzugehen.

Im Grunde genommen bereitet uns ja alles Stress, nicht nur der Körper, der nicht so will, wie wir das gerne hätten, sondern auch Nahrung, Schlaf, Wohnen, Arbeit, Liebe, soziale Kontakte, Freizeit, Sinnsuche und vor allem wir selbst! Wir selbst bereiten uns den größten Stress, weil wir nicht sind, wie wir oder andere uns haben wollen. Vielleicht lieben Sie sich nicht. Viele der Schwierigkeiten, die Sie in Ihrem Leben haben, ergeben sich aus dieser fehlenden Selbstliebe, z. B. mangelhafte oder fehlende Bindungen. Wie sollen andere Menschen Sie lieben, wenn Sie sich nicht selbst lieben können? Aus eigener Erfahrung weiß ich, dass man trotzdem immer wieder probiert, Beziehungen einzugehen, aber scheitert, weil man immer nur Menschen mit einem Beziehungsmuster anzieht, das sich durch Distanz und Lieblosigkeit auszeichnet und das sich am Ende stets bestätigt. Hieraus könnten Sie vielleicht den Schluss ziehen, dass Sie nicht liebenswert sind, was ein extrem stresserzeugender Gedanke ist – und sicherlich nicht wahr.

Früher hat man die genetische Ausstattung eines Menschen als unveränderbar betrachtet. Heute weiß man nicht nur, dass dies nicht stimmt, sondern auch, dass Gene, Verhalten und Umwelt einander beeinflussen. Was bedeutet: Sie sind vielleicht hochsensibel, aber Sie können lernen, mit einst furchteinflößenden Situationen umzugehen, sich weiterzuentwickeln sowie Verhaltensweisen aufzugeben und andere anzunehmen. Davon handelt dieses Buch.

Bevor wir uns aber näher mit dem Erleben der eigenen Hochsensibilität auseinandersetzen und in die EFT-Klopftechnik einsteigen, geht es im nächsten Kapitel erst einmal darum, was Stress eigentlich ist und was er im Körper auslöst. Ich halte diese Grundlagen der Stressforschung gerade für hochsensible Menschen für unverzichtbar. Denn: Je mehr Sie verstehen, wie schädigend Stress für Ihren Körper, Ihre Psyche und auch Ihren Geist ist, umso motivierter sind Sie, wirklich etwas dagegen zu unternehmen.

Was Sie über Stress wissen sollten

Dass Stress höchst gesundheitsschädlich ist, haben Sie vermutlich schon gehört. Aber ich nehme an, dass Ihnen nicht bewusst ist, *wie* schädlich. Wussten Sie, dass es ausreichen kann, sich einmal zu ärgern, damit Ihr Immunsystem sechs Stunden lang so heruntergefahren wird, dass Sie anfällig werden für eine Erkältung? Oder dass eine akute Stresssituation ausreicht, frisch gebildete Hirnzellen schneller absterben zu lassen? Letzteres fanden Forscher der Rosalind Franklin University in Chicago erst vor wenigen Jahren heraus (Coplan & Papp et al., 1992; Gahery & Vigier, 1974).

Zunächst einmal stellt sich die Frage: Was ist eigentlich Stress? Stress setzt sich aus drei Komponenten zusammen:

1. Als Erstes kommt ein Reiz von innen oder außen auf Sie zu, der eine Belastung darstellt, daraufhin versuchen Sie
2. die Situation zu bewältigen, und
3. geraten die Körperfunktionen aus dem Gleichgewicht.

Die Stressreaktion ist höchst individuell und hängt eng mit Ihren persönlichen Lebenserfahrungen zusammen.

Unser Gehirn ist so aufgebaut, dass wir von Anfang an lernen: Reize bzw. Informationen, die auf uns zukommen, werden bewertet, verglichen, abgespeichert und verknüpft in Nervenzellnetzwerken – oder wieder fallen gelassen. Emotionen spielen dabei eine tragende Rolle. Ereignisse, die mit besonders starken emotionalen Empfindungen verknüpft sind, prägen sich besonders tief ins Gedächtnis ein.

Eine wichtige Rolle beim Bewerten und Wiedererkennen von Situationen, bei der Wahrnehmung von Erregung und bei der Entstehung von Angst spielt dabei die Amygdala (auch Mandelkern genannt) im limbischen Gehirn. Geraten wir in eine unangenehme Situation wird diese hier überprüft und mit ähnlichen Situationen und Erfahrungen verglichen, in denen wir erlebt haben, dass

- die Situation weder von uns noch von unseren Bezugspersonen zu bewältigen war,
- wir keine Hilfe bekommen haben,
- andere Menschen uns eine Bewältigung nicht zugetraut haben.

Kommt einer dieser Aspekte zum Tragen wird in der Amygdala „Alarm geschlagen".

Stellen Sie sich ein kleines Mädchen vor, ich nenne es Emma, das vor einem Bild sitzt und vor sich hin malt, völlig vertieft in seinen kreativen Prozess. Stellen Sie sich weiter vor, dass Emma hinterher freudestrahlend mit dem Bild zu ihrer Mutter laufen wird, um ihr zu zeigen, was sie geschaffen hat.

Nun hat aber Emmas Mutter ganz genaue Vorstellungen davon, wie ein gut gemaltes Bild aussehen soll – in jedem Fall nicht wie ein wildes Farbgekleckse. Und sie sagt zu ihrer Tochter vielleicht: „Das kannst du aber besser." Oder wenn sie besonders lieb sein will, offenbart sie: „Tröste dich, ich kann auch nicht malen." Nun hat Emma also einmal gehört, dass sie nicht gut malt. In ihrem Gehirn wird für diese Aussage eine neuronale Verbindung gebahnt. Dies kann man sich wie einen Trampelpfad vorstellen.

Jedes Mal, wenn diese Aussage wieder auftaucht (das muss nicht unbedingt von anderen kommen, Emma kann nun selbst von sich denken, dass sie nicht malen kann), wird die neuronale Verbindung gestärkt, sie wird immer größer und breiter und schließlich zu einer neuronalen Autobahn, sehr breit, mehrspurig und sehr, sehr schnell. Sehen Sie die Autobahn vor sich? Ist es so weit gekommen, läuft alles ganz automatisch ab. Emma wird sich nun vermutlich immer unbehaglich fühlen, wenn Kreativität gefordert ist, weil sie ja überzeugt ist, dass sie nicht gut ist in diesen Sachen.

So entstehen Glaubenssätze und Verhaltensmuster, die unser gesamtes Denken und Handeln beeinflussen, auch wenn uns dies nicht bewusst sein mag. Und das wirklich Tragische an solchen Glaubenssätzen ist, dass sie nicht auf Tatsachen beruhen, sondern nur auf unserer Wahrnehmung und der Meinung anderer (in Emmas Fall der ihrer Mutter).

Ursprünglich diente die Stressreaktion unseres Körpers dem Überleben unserer Art. An dieser Stelle komme ich wohl nicht umhin, den vielfach zitierten Säbelzahntiger zu bemühen, dem wir in der Steinzeit vielleicht unverhofft gegenüberstanden. Sie wissen schon: Kampf oder Flucht? Der Körper schüttet Stresshormone wie Adrenalin und/oder Cortisol aus, Herzfrequenz und Blutdruck steigen, die Muskeln spannen sich an. Sie befinden sich in einem Zustand erhöhter Wachsamkeit, Energie wird freigesetzt, damit Sie einen der beiden Reflexe umsetzen können. Schlafen, Essen oder Sex spielen keine Rolle mehr. Jetzt geht es um alles oder nichts.

Kurzfristiger Stress kann uns vielleicht stimulieren und anspornen. Wir beschäftigen uns hier jedoch mit chronischem Stress, wie wir ihm als hochsensible Menschen begegnen. Sehr interessant sind in diesem Zusammenhang die Forschungsergebnisse von Professor Grossarth-Maticek, der in seiner Heidelberger Prospektiven Studie, einer Langzeitstudie, nicht nur klare Zusammenhänge zwischen physischen Faktoren, bestimmten Verhaltensmustern und chronischen Erkrankungen nachwies, sondern auch belegen konnte, dass beim Zusammentreffen von mehreren Faktoren diese sich nicht einfach addieren, sondern vervielfachen. Kurz: Stress in Kombination mit körperlichen Risikofaktoren erhöht auf dramatische Weise die Wahrscheinlichkeit von Krankheiten (Grossarth-Maticek, 1986).

Man weiß heute, dass Gehirn, Immunsystem, Hormonsystem und Nervensystem miteinander verbunden sind. Die Gehirnzellen befinden sich nicht nur im Gehirn, sondern auch an anderen Stellen des Körpers. Man nennt das immuno-neuro-endokrines Netzwerk. Die jahrhundertelang praktizierte Trennung von Körper und Geist bzw. organischen und psychischen Krankheiten ist mittlerweile überholt – auch wenn dies bei den Krankenkassen und den meisten Ärzten immer noch nicht so richtig angekommen ist. Heute wissen wir (dank der Erkenntnisse der Psychoneuroimmunologie), dass Körper und Seele eng miteinander verbunden sind.

Was geschieht nun bei Stress im Körper? Bei der Stressreaktion spielt die „Schaltzentrale“ Hypothalamus im Zwischenhirn eine wichtige Rolle. Über den Hypothalamus werden die Funktionen der inneren Organe gesteuert, d. h., die vegetativen Prozesse des Körpers ändern sich aufgrund von emotionalen und körperlichen Vorgängen ständig und müssen angepasst werden. In der Region des Hypothalamus (eigentlich eine Ansammlung verschiedener Kerne) enden Fasern von Nervenzellen aus verschiedenen Gebieten des Gehirns, über die verschiedene Neurotransmitter wie Acetylcholin, Noradrenalin, Serotonin, Dopamin transportiert und ausgeschüttet werden. Hier werden viele Eingangs- und Ausgangssignale verarbeitet (z.B. die Informationen aus den Sinnesorganen). Der Hypothalamus verfügt ebenfalls über Chemosensoren für hormonelle Signale.

Die Stressreaktion im Körper verläuft über zwei verschiedene Systeme. Die eine Reaktion verläuft über das zentrale Nervensystem, die andere über die sogenannte HPA-Achse (Hypothalamus-Hypophysen-Nebennierenrinden-Achse). Wichtig ist in diesem Zusammenhang, ob es sich um eine kontrollierbare Stressreaktion handelt oder ob die Situation als unkontrollierbar erlebt wird.

Die kontrollierbare Stressreaktion verläuft nur über das zentrale Nervensystem. Das zentrale Nervensystem besteht aus zwei Nerven, dem Erregungs- und Anspannungsnerv Sympathikus und dem Entspannungsnerv Parasympathikus. Die Aufgabe des Nervensystems ist es zum einen, alle zum Leben notwendigen Funktionen im Gleichgewicht zu halten, zum anderen soll es auch die notwendigen Reserven bereitstellen, um im Bedarfsfall adäquat reagieren zu können. Stehen wir dem Säbelzahntiger gegenüber, ist es der Sympathikus, der dafür sorgt, dass die Bronchien sich weiten und Adrenalin und Noradrenalin ausgeschüttet werden. Ist der Stress vorbei, entspannen wir uns jedoch wieder. Hier kommt der Entspannungsnerv Parasympathikus zum Einsatz.

Handelt es sich jedoch um eine unkontrollierbare Stressreaktion, kommt neben dem zentralen Nervensystem auch die HPA-Achse zum Einsatz. Über die HPA-Achse wird ein Wechselspiel von Hypothalamus, Hypophyse und Nebennierenrinde geregelt. Die Hypophyse ist das hormonelle Ausführungsorgan des Hypothalamus. Während der Stressreaktion wird zunächst ein Hormon namens CRH (Corticotropin-releasing Hormone) freigesetzt und anschließend Glukokortikoide (wozu z. B. Cortisol gehört), um Energie bereitzustellen. Diese Stoffe haben auch eine dämpfende Wirkung auf das Immunsystem. Über Rezeptoren im Gehirn können sie emotionale Befindlichkeit und die kognitive Leistung beeinflussen. Beispielsweise kann eine chronische Stressaktivierung an sich schon zu einer erhöhten CRH-Konzentration führen, was sich wiederum negativ auf die Gedächtnisleistung sowie auf das Schlafverhalten auswirken kann. Auch eine reduzierte Nahrungsaufnahme, verminderte sexuelle Aktivität, erhöhte Schreckhaftigkeit und Angst werden mit einer erhöhten CRH-Konzentration in Verbindung gebracht. Eine ständig erhöhte Konzentration von Glukokortikoiden kann zu erhöhtem Blutdruck, Zerstörung von Muskel- und Gehirngewebe im Hippocampus, Unfruchtbarkeit, Wachstumshemmung, Hemmung von Immun- und Entzündungsreaktionen und Diabetes führen.

Da stehen wir also, in unserem Körper tobt ein chemischer Cocktail, der uns ursprünglich dazu befähigen sollte, mutig dem Säbelzahntiger entgegenzutreten – aber da ist gar kein Säbelzahntiger mehr, es handelt sich vielleicht bloß um die Schwiegermutter, den Vorgesetzten, unsere Partnerin oder unseren Partner … Was nun?

Im Idealfall kommt nun der Parasympathikus (der Entspannungsnerv unseres Nervensystems) zum Zuge, der dafür sorgt, dass wir uns wieder beruhigen. Wenn der Stress allerdings chronisch wird und sich unser Erregungsniveau auf einem erhöhten Level einpendelt, bekommen wir Schwierigkeiten. Denn die vielen Botenstoffe, die der Körper dauernd ausschüttet, können Schaden anrichten und dafür sorgen, dass unser Körper nicht mehr so gut funktioniert. Sie richten sich letzten Endes gegen ihn selbst und sorgen für Migräne, Schwindel, Herzrasen, Tinnitus, Verdauungsbeschwerden, Reizdarm, Reizhusten und Rückenschmerzen. Wenn wir nicht für den Abtransport dieser Botenstoffe sorgen, werden wir langfristig krank. Zu den Krankheiten, deren Entstehen eng mit Stress verknüpft zu sein scheint, gehören Herz-Kreislauf-Erkrankungen, Magengeschwüre, Depressionen, Posttraumatische Belastungsstörungen, Angststörungen, Ess- und Schlafstörungen.

Offenbar scheinen bestimmte Krankheiten im Zusammenhang mit Hochsensibilität zu stehen, z.B. Autoimmunerkrankungen wie Fibromyalgie und Hashimoto, Nebennierenschwäche sowie HPU (Hämopyrrollaktamurie, ein Vitalstoffverlust, der bestimmte Stoffwechselstörungen im Körper hervorruft).

Die Weltgesundheitsorganisation WHO befürchtet in der nahen Zukunft einen dramatischen Anstieg an stress- und angstbedingten Erkrankungen in den Industrieländern. Das liegt natürlich zum einen an der zunehmenden beruflichen Belastung. Der viel entscheidendere Faktor ist jedoch, dass die meisten Menschen in den Industriestaaten nicht über die notwendigen Kompetenzen zur Stressbewältigung verfügen. (Zu diesen Kompetenzen zählen nicht nur die Fähigkeit zur Selbstregulierung, sondern auch Selbstreflexion, die Vorstellung von Selbstwirksamkeit, Frustrationstoleranz und Flexibilität.) Erschwerend kommt hinzu: der hohe Erwartungsdruck, unrealistische Vorstellungen, ein Mangel an sinnspendender Lebensorientierung, fehlende Konfliktlösungskompetenzen sowie eine destruktive Beziehungsgestaltung.

Am Anfang des Kapitels habe ich darauf hingewiesen, dass die Immunabwehr für sechs Stunden heruntergefahren wird, wenn man sich einmal ärgert. Dazu kommt noch: Bei einer Hemmung der Immunreaktion unterdrückt der erhöhte Cortisolspiegel die Bildung von Immunbotenstoffen und eine Fieberreaktion, so dass man weder richtig krank noch richtig gesund ist. Vielleicht haben Sie sich selbst ja schon einmal in diesem unangenehmen Zustand befunden, der sich über Wochen hinziehen kann. Studien weisen übrigens einen deutlichen Zusammenhang zwischen dem Vorhandensein chronischer Stresszustände und der Anfälligkeit für Erkältungen nach. Wenn der Cortisolspiegel über längere Zeit chronisch erhöht ist, kann dies zu Störungen im Cortisolhaushalt führen und damit z. B. zu einer Nebennierenschwäche.

Für uns als hochsensible Menschen ergibt sich daraus: Unsere Lebensbedingungen mögen schwierig sein. Trotzdem können wir dem Stress ein Schnippchen schlagen. Was zählt, ist einzig: Unsere Gesundheit liegt in unseren Händen. Im wahrsten Sinne des Wortes.

Dem Wissenschaftler Howard Hall von der Case Western Reserve University, Ohio gelang 1990 der Nachweis, dass Selbststeuerungstechniken wie Visualisierung, Meditation, Selbsthypnose und andere Formen der Körperarbeit die Zellfunktion des Immunsystems positiv beeinflussen und Gene durch Entspannungsübungen verändert werden können.

Die Meridianklopftechnik EFT hat sich übrigens im Vergleich mit anderen Methoden als besonders geeignet erwiesen, einen erhöhten Cortisolspiegel zu senken, wie eine in der Fachzeitschrift *Journal of Nervous and Mental Disease* 2012 publizierte Studie ergab (Church et al., 2012). In der Studie wurden drei verschiedene Methoden untersucht: Ausruhen, Gesprächstherapie und die EFT-Klopftechnik. Dabei ergab sich, dass der Cortisolspiegel bei Gesprächstherapien und Ausruhen im Schnitt um 14 % sank, nach EFT-Sitzungen jedoch um 24 %!

Das spricht doch schon für sich. Nun möchte ich Sie auch nicht länger auf die Folter spannen, im nächsten Kapitel geht es darum, was EFT eigentlich ist.

Was EFT ist

EFT ist eine sehr einfache und doch sehr wirkungsvolle Klopftechnik, die jeder schnell lernen kann. Besondere Vorkenntnisse sind nicht erforderlich. Dabei werden bestimmte Meridianpunkte stimuliert, die auch bei vielen anderen Methoden der Körperarbeit von Bedeutung sind, z. B. bei der Akupunktur und Shiatsu.

Sie können sich EFT als eine Form von psychologischer Akupunktur vorstellen, bei der bestimmte Körperpunkte mit den Fingerspitzen anstelle von Nadeln stimuliert werden, um auf diese Weise Stresssymptome wie belastende Gefühle, körperliche Beschwerden, Gedanken, Erinnerungen, Vorstellungen und Gewohnheiten aufzulösen, denn EFT hat einen positiven Einfluss auf die Erlebnisverarbeitung im Gehirn.

EFT wurde 2012 von der American Psychological Association (APA), dem größten Psychologenverband der Welt, als eine anhand von wissenschaftlichen Wirkungsnachweisen bestätigte Therapie anerkannt.

Die Klopftechnik gehört zur energetischen Psychologie. Darunter wird ein relativ junger Zweig verschiedener Methoden zusammengefasst, die uraltes Wissen mit modernen psychologischen und wissenschaftlichen Ansätzen verbinden. (Dazu gehören z. B. auch TFT, EDxTM, TAB und MET oder PEP.) Grundlage von EFT ist das Wissen der traditionellen chinesischen Medizin (TCM) über die Lebensenergie Chi, die den Körper in Energieleitbahnen, den sogenannten Meridianen, durchfließt und durch Akupunkturpunkte, die als Schleusentore fungieren, geregelt werden kann. Die älteste bekannte schriftliche Erwähnung der Akupunktur stammt aus dem zweiten Jahrhundert v. Chr. In den Aufzeichnungen des chinesischen Historikers Sima Qian werden Steinnadeln erwähnt.

Im Vergleich zum uralten Wissen der traditionellen chinesischen Medizin ist EFT vergleichsweise jung. 1980 entdeckte der amerikanische Psychologe Dr. Roger Callahan einen Zusammenhang zwischen der Stimulation bestimmter Meridianpunkte und persönlichen Befindlichkeiten, als er eine Patientin mit einer hartnäckigen, schweren Wasserphobie behandelte. Callahan entwickelte daraufhin ein System spezifischer Klopfsequenzen, die er bei bestimmten Problemen anwandte. Sein System nannte er Thought Field Therapy (TFT, deutsch: Gedankenfeldtherapie).

Gary Craig, ein Schüler Callahans, entwickelte die Methode weiter, indem er einfach die Anfangs- bzw. Endpunkte aller Meridiane mit einschloss. Jetzt konnte praktisch jedermann ohne Vorwissen klopfen, es war nun nicht mehr nötig zu wissen, welche Punkte bei welchen Problemen stimuliert werden mussten. Gary Craig nannte seine Methode Emotional Freedom Techniques (EFT, deutsch: Techniken der emotionalen Freiheit). Heute bezeichnet er sie mittlerweile als Clinical EFT. Craigs Website finden Sie unter www.emofree.com.

Übrigens gelang es erst 1992 drei französischen Ärzten des Hôpital Necker (Pierre de Vernejoul, Pierre Albarède und Jean-Claude Darras) in Paris, einen wissenschaftlichen Nachweis der Meridiane zu erbringen. Sie injizierten über hundert Probanden einen radioaktiven Markierungsstoff sowohl an „neutralen“ Punkten als auch an Akupunkturpunkten. Dann verfolgten sie die Ausbreitung des Markierungsstoffes mit einer Szintillationskamera. An den neutralen Punkten breitete sich die Substanz nicht weiter aus, an den Akupunkturpunkten folgte sie jedoch den erwarteten Meridianverläufen.

Ein neuerer Nachweis der Meridianstruktur mit Hilfe der Biophotonik stammt aus dem Jahr 2004 (Schlebusch, Maric-Öhler & Popp, 2005).

Der Grundgedanke von EFT ist, dass die Ursache für alle negativen Emotionen eine Störung im Energiesystem des Körpers ist. Alles, was wir erleben, wird auf verschiedenen Ebenen gespeichert, im Körper, auf der emotionalen Ebene und auf der energetischen Ebene. Eine belastende Emotion entsteht nicht durch ein Ereignis, sondern durch die Störung im Energiesystem, die durch das Ereignis entstanden ist.

Stellen Sie sich vor, Sie werden Zeuge eines Unfalls: Stress pur, der sich im Körper niederschlägt. Vielleicht halten Sie den Atem an, Sie ziehen die Schultern hoch, Sie verspannen sich. Jedes Mal, wenn Sie wieder an den Unfall denken, stellt der Körper die gesamte Blockade im Körper wieder her.

Bei EFT konzentriert man sich auf störende Emotionen, Gedanken oder körperliche Beschwerden und klopft auf bestimmte Meridianpunkte, um die Energie im Störbereich wieder zum Fließen zu bringen. Dabei handelt es sich um Punkte, die besonders viele Rezeptoren haben und stark verknüpft sind mit den Arealen, die an psychischen Verarbeitungsprozessen beteiligt sind (das limbische System mit Hypothalamus, Amygdala und Hippocampus sowie präfrontalem Kortex).

Dadurch wird die Störung aufgelöst und die negativen Emotionen ebenfalls. EFT beeinflusst also die Erlebnisverarbeitung im Gehirn auf positive Weise.

Ursachenforschung wie in der Psychotherapie wird dabei nicht betrieben, d. h., es ist nicht notwendig zu wissen, woher ein Gefühl kommt oder wie es entstanden ist, es wird zunächst immer nur mit dem gearbeitet, was ist.

Wenn Sie mit dieser Körpertechnik arbeiten, werden Sie schon bald bemerken, dass es hier immer nur um Ihre ganz ureigene Wahrheit geht: Ganz sanft und leicht werden Sie zu sich selbst zurückgeführt, zu dem, was Sie eigentlich sind, wollen und brauchen. So lernen Sie, Ihre Bedürfnisse und Gefühle besser wahrzunehmen und auszuleben. Selbstliebe und Selbstakzeptanz werden sich ganz von alleine einstellen. Sie können mir ruhig glauben, dass dies ganz automatisch geschieht, wenn Sie regelmäßig klopfen. Dabei können Sie auf drei Ebenen arbeiten:

1. Akute Stressreduzierung,
2. Auflösen von Glaubenssätzen und Denkmustern,
3. thematische Arbeit.

1. Akute Stressreduzierung – die Notfallmedizin

- Sie sind in der Straßenbahn und geraten in Panik, weil es so voll ist?
- Sie sitzen in einer Prüfung und Ihr Kopf ist leer?
- Ihr Kind ist total überdreht und Sie sind kurz davor, die Nerven zu verlieren?

Sie beklopfen einfach die sogenannten „Notfallpunkte“ am Schlüsselbein oder an der Handkante, bis es Ihnen besser geht.

2. Auflösen von Glaubenssätzen und Denkmustern

Sie können aktuellen Stress aus sich konkret ergebenden Situationen konstruktiv bearbeiten (dazu können auch Phobien, körperliche Beschwerden oder Süchte gehören) oder Glaubenssätze und Blockaden auflösen, die unbewusst Ihr Denken und Handeln steuern. So nehmen Sie positiven Einfluss auf Ihre Stressreaktion. Gelassenheit und innere Freiheit können Ihnen ein ganz neues Lebensgefühl bescheren. Dadurch erfahren Sie Selbstwirksamkeit: wie einfach es ist, sich selbst zu helfen.

3. Thematische Arbeit

Die thematische Arbeit geht noch einen Schritt weiter, indem Sie Glaubenssätze und Situationen auflösen, die vor allem im Zusammenhang mit einem bestimmten Thema stehen.

EFT eignet sich hervorragend für langfristige thematische Arbeit. Wenn Sie hochsensibel sind, können Sie mit Beharrlichkeit sehr viele positive Veränderungen für sich selbst erreichen. Ich hätte es selbst niemals für möglich gehalten, dass ich mich um 180 Grad drehen könnte. Den Großteil meines Lebens war ich eine sehr unglückliche Person. Erst durch das kontinuierliche Klopfen habe ich herausgefunden, dass in mir ein sehr fröhlicher, optimistischer Mensch steckt, der nur darauf wartete, hervorzukommen.

Auch wenn wir durch den Stand der heutigen Hirnforschung wissen, dass sich das Gehirn ständig verändert, wissen wir doch nicht, ob es möglich ist, die Ursachen der Hochsensibilität zu beheben. Was wir aber definitiv verändern können, ist unsere Selbstwahrnehmung und Selbstbewertung, unsere Bewertung der Umwelt und vor allem unsere Einstellung gegenüber der eigenen Empfindsamkeit.

Was mich angeht, so ist nun eingetroffen, was ich nie für möglich gehalten hätte – ich habe begonnen, daran zu arbeiten, *noch* empfindsamer zu werden und noch *mehr* wahrzunehmen.

Warum Klopfen Hochsensiblen guttut

EFT ist natürlich für fast alle Menschen geeignet. Die Wirksamkeit wurde in verschiedenen Studien belegt. Die bekannteste ist die Feinstein-Studie, die Dr. Joaquin Andrade gemeinsam mit David Feinstein 2003 veröffentlichte (Andrade & Feinstein, 2003). In dieser Studie wurden die Beobachtungsergebnisse von 14 Jahren klinischer Arbeit mit Energietherapiebehandlungen bei über 29.000 Patienten dargestellt. 76 % dieser Patienten schätzten die Methode für sich selbst als erfolgreich ein. z. B. bei Stress, Angststörungen (wie Platz- oder Flugangst, Phobien), Problemen des täglichen Lebens, Lernstörungen, Kommunikationsproblemen, Abgrenzungsproblemen, körperlichen Beschwerden, Essstörungen, leichten Depressionen, Substanzmissbrauch oder Lernschwierigkeiten. In vielen Fällen war die Klopftechnik erfolgreicher als konventionelle Methoden, entweder im Hinblick auf das Ergebnis oder auf die Behandlungsdauer. Dass Klopfen sich bei der Senkung des Cortisolspiegels um 10 % wirkungsvoller als andere Methoden erwies, habe ich schon früher erwähnt.

Es liegt auf der Hand, dass EFT geradezu ideal ist für hochsensible Menschen, die dazu neigen, Reize schneller aufzunehmen und schwerer wieder loszulassen und dadurch ohnehin wesentlich stress- und reizanfälliger sind als viele andere Menschen. Es spielt dabei keine Rolle, wie und wann der Stress entstanden ist, er kann aus der Gegenwart erwachsen oder in der Vergangenheit entstanden sein, es kann sich um einen äußeren Reiz handeln (wie Lärm) oder um einen inneren (Erinnerungen, Träume, Glaubenssätze).

Dass EFT bei hochsensiblen Menschen in der Regel gut wirkt (und manchmal zu erstaunlichen Ergebnissen führt), habe ich nicht nur selbst erfahren, sondern wurde mir auch von Klientinnen, die meine Seminare besucht haben, bestätigt. Am erstaunlichsten finde ich nach wie vor, dass eine Klientin, die EFT vorher weder kannte noch ausprobiert hatte, nach nur einem Klopfdurchgang erklärte, in ihrem Kopf wäre jetzt „Licht".

Nun bin ich keine Wissenschaftlerin oder gar Forscherin. Als ich mich jedoch daranmachte, mich mit wissenschaftlichen Artikeln zum Thema zu befassen und schließlich in etwa verstanden habe, was vermutlich beim Klopfen passiert, wurde mir klar, dass EFT die Erlebnisverarbeitung im Gehirn positiv beeinflusst und der Botenstoff Serotonin dabei eine nicht unerhebliche Rolle spielt. Serotonin? Kam das nicht auch bei Elaine Aron vor? (Aron, 1996). Genau, Elaine Aron geht davon aus, dass bei hochsensiblen Menschen entweder ein Serotoninmangel oder ein Serotoninüberschuss vorliegt.

Serotonin gehört zu den Informationsbotenstoffen, denen wir im Kapitel „Was Sie über Stress wissen sollten" bereits begegnet sind. Serotonin wirkt im Körper auf vielerlei Weisen (es gibt 14 verschiedene Serotoninrezeptoren im Körper), z.B. im Herz-Kreislauf-System, im Auge, bei der Blutgerinnung, im Magen-Darm-Trakt und im Nervensystem, wo es entweder mittelbar oder unmittelbar fast alle Gehirnfunktionen beeinflusst. Hier wird es interessant: So ist es verantwortlich für die Steuerung und Beeinflussung der Wahrnehmung, des Schlafs, der Temperaturregulation, der Schmerzempfindung und -verarbeitung, des Appetits, des Sexualverhaltens und der Hormonsekretion. Serotoninmangel kann z.B. zu Antriebslosigkeit, Schlafstörungen, Depressionen, Ängsten, Panikattacken, chronischen Darmentzündungen, Herzproblemen, Phobien und

Zwangsneurosen führen. Serotonin wirkt stimmungsaufhellend, entspannend, schmerzlindernd und schlaffördernd.

Hier die gute Nachricht: Durch das Klopfen werden im Körper Informationsbotenstoffe freigesetzt, u. a. Serotonin. Dies bewirkt, dass Sie sich sofort besser fühlen.

Letzte Woche hat mich eine junge Frau angerufen, die einen meiner Clips im Netz gefunden hatte. Sie war ganz begeistert und jubelte: „Ich habe noch nie vorher von EFT gehört. Aber toll, es funktioniert! Ich habe es sofort gemerkt!"

Wenn Sie mögen, schauen Sie auch bei youtube nach, mittlerweile habe ich eine ganze Reihe Clips und Videos online gestellt:

https://www.youtube.com/channel/UCtwPv4yOuuqddvZGMrzg5ug

Wie Sie im nächsten Kapitel sehen werden, ist EFT tatsächlich eine recht skurrile Technik, die manchen Menschen vielleicht nicht liegt. Ich habe im Coaching jedoch bislang nicht erlebt, dass EFT nicht funktioniert hat.

Ich möchte Sie an dieser Stelle darauf hinweisen, dass die positiven Veränderungen Ihrer Lebensumstände natürlich von *Ihrer* Beharrlichkeit und *Ihrem* Durchhaltevermögen abhängen. Zwei bis fünf Minuten am Tag, mehr müssen Sie nicht investieren – dies allerdings über einen längeren Zeitraum. Alles andere kommt von alleine. Bestimmt! Und jetzt machen wir uns endlich an die Technik.

Wie Sie klopfen

EFT besteht aus fünf einfachen Schritten:

1. Sie formulieren einen Klopfsatz.
2. Sie bestimmen den Stresswert für diesen Satz.
3. Set-up – Sie stimmen sich auf das Problem ein.
4. Sie beklopfen die Meridianpunkte.
5. Sie atmen tief aus und überprüfen den Stresswert.

Zur Einstimmung lade ich Sie zu einer kleinen Übung ein, durch die Sie die Wirkung von EFT schon kennenlernen können. Sie können sich diese Übung auch im Internet ansehen:

Internet

https://youtu.be/KuhatDbLBoI

Und nun geht's los!

Übung

1. Schritt: Klopfsatz formulieren

Zu Übungszwecken schlage ich folgendes Beispiel vor:

- „Ich kann nicht so gut atmen."

2. Schritt: Stresswert bestimmen

Bitte atmen Sie einmal tief ein und aus. Bewerten Sie Ihren Atem auf einer Skala von 1 bis 10 (1 = Ich bekomme nur ganz schlecht Luft, 10 = Ich habe mein ganzes Lungenvolumen benutzt).

3. Schritt: Set-up – sich auf das Problem einstimmen

Bitte reiben Sie die Stelle der Brust, an der Sie eine Brosche oder einen Orden anstecken würden.

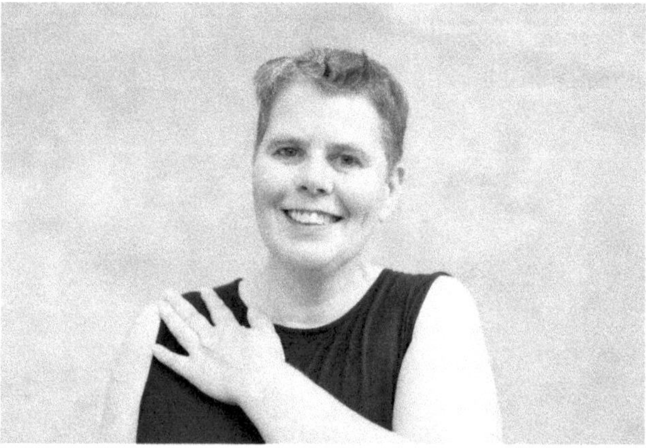

Abbildung 1

Und sagen Sie dabei dreimal Folgendes:

1. „Auch wenn ich diese eingeschränkte Atmung habe, liebe und akzeptiere ich mich voll und ganz."
2. „Auch wenn ich diese eingeschränkte Atmung habe, liebe und akzeptiere ich mich voll und ganz."
3. „Auch wenn ich diese eingeschränkte Atmung habe, liebe und akzeptiere ich mich voll und ganz."

4. Schritt: Meridianpunkte beklopfen

Beklopfen Sie mit zwei Fingern der einen Hand (welche ist egal) jeweils ca. 7-mal sanft die unten beschriebenen Punkte und benennen Sie bei jedem Punkt das Problem nur noch in Kurzform: *„eingeschränkte Atmung.“*

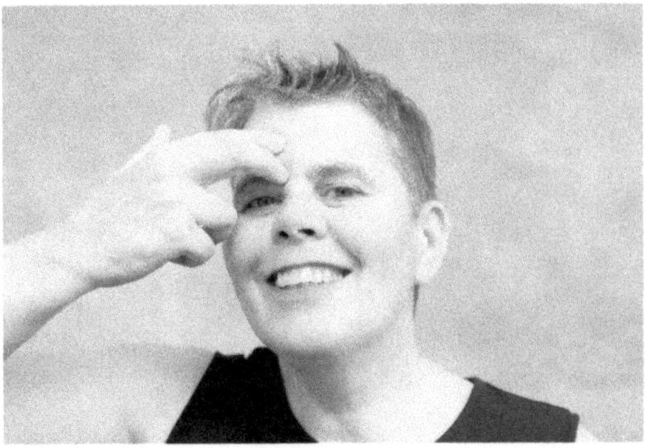

Abbildung 2
Augenbraue innen
(inneres Ende der Augenbraue)
„Eingeschränkte Atmung"

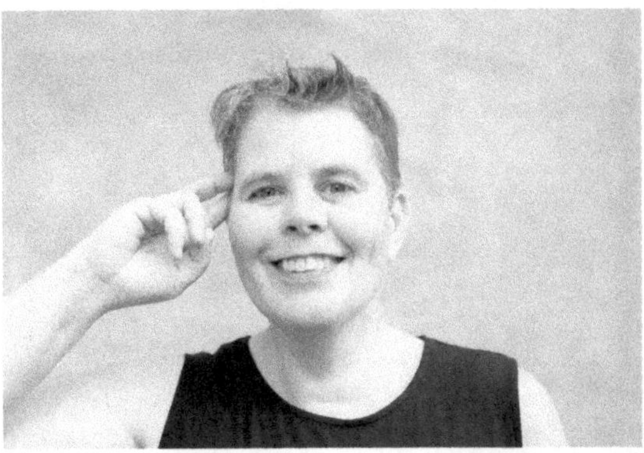

Abbildung 3
Neben dem Auge
(knöcherner Rand der Augenhöhle)
„Eingeschränkte Atmung"

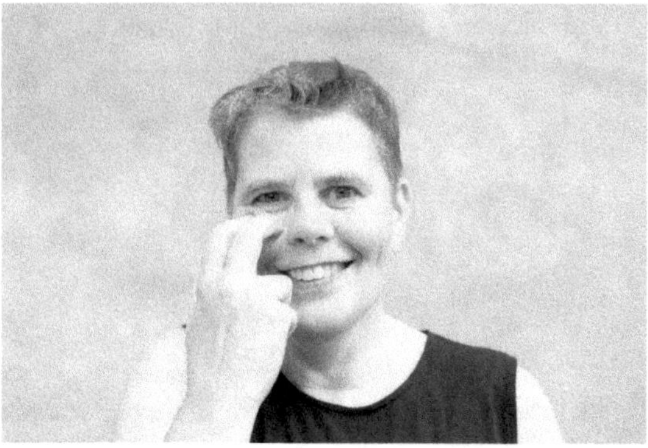

Abbildung 4
Unter dem Auge
(auf dem Jochbein)
„Eingeschränkte Atmung"

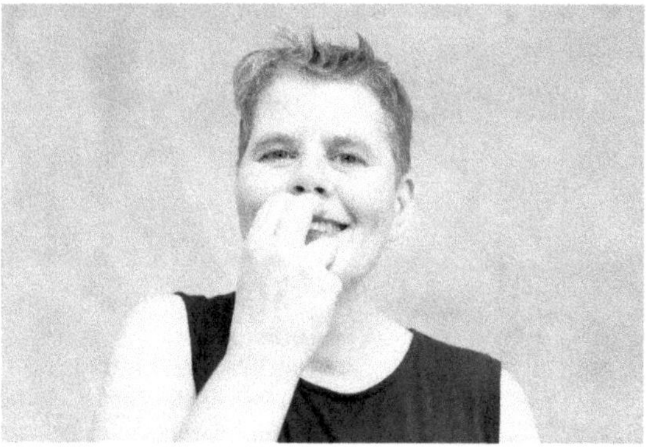

Abbildung 5
Unter der Nase
(zwischen Nase und
Oberlippe)
„Eingeschränkte Atmung"

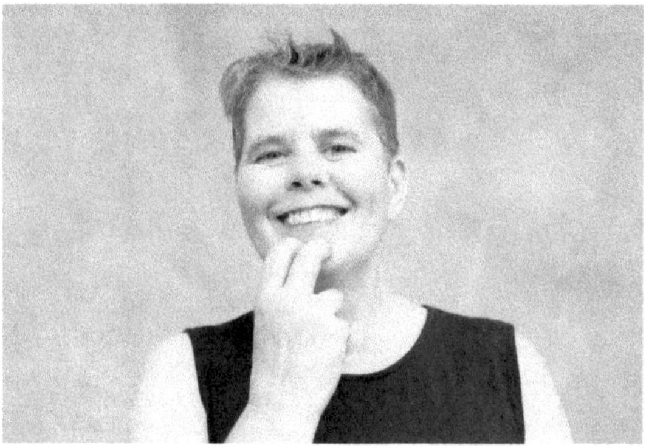

Abbildung 6
Kinn
(Vertiefung zwischen Kinn und
Unterlippe)
„Eingeschränkte Atmung"

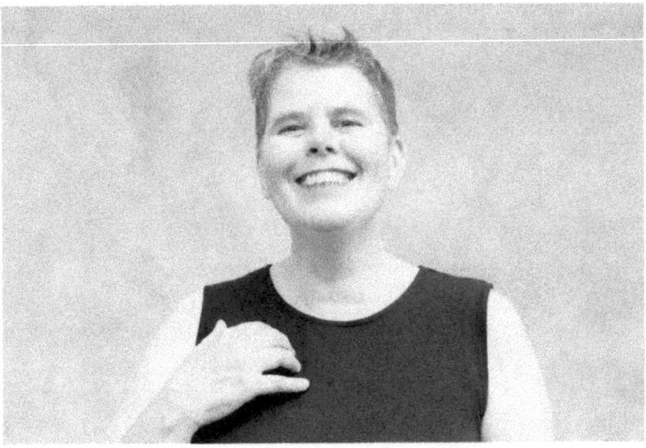

Abbildung 7
Schlüsselbein
(Winkel zwischen Schlüsselbein und Brustbein – unter dem Knochen)
„Eingeschränkte Atmung“

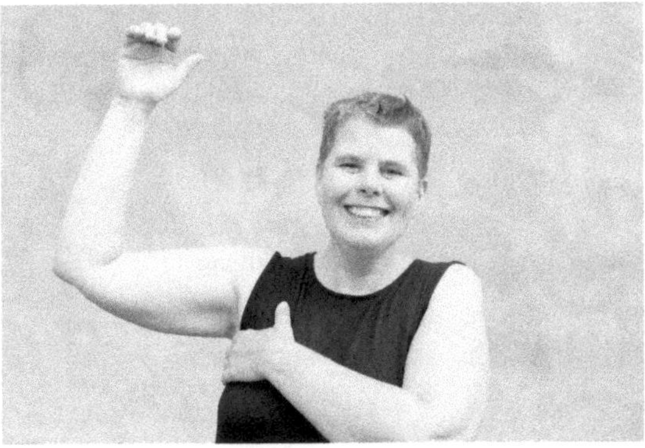

Abbildung 8
Unter dem Arm
(auf Brusthöhe)
„Eingeschränkte Atmung“

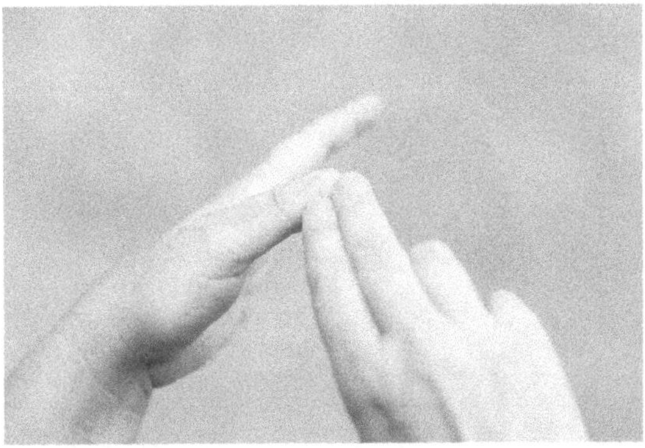

Abbildung 9
Daumen
(dem Körper zugewandter Nagelfalz)
„Eingeschränkte Atmung“

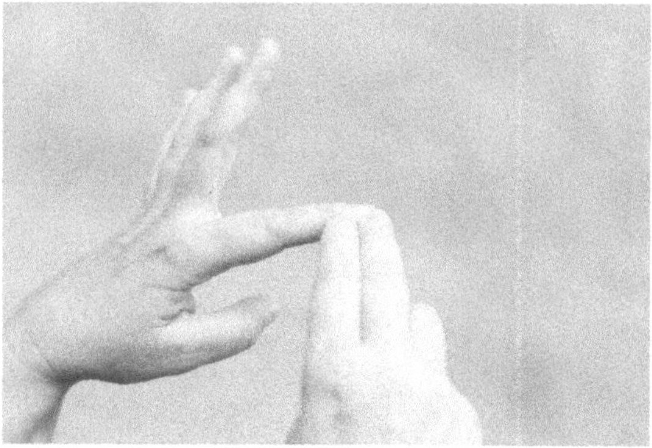

Abbildung 10
Zeigefinger
(dem Körper zugewandter Nagelfalz)
„Eingeschränkte Atmung"

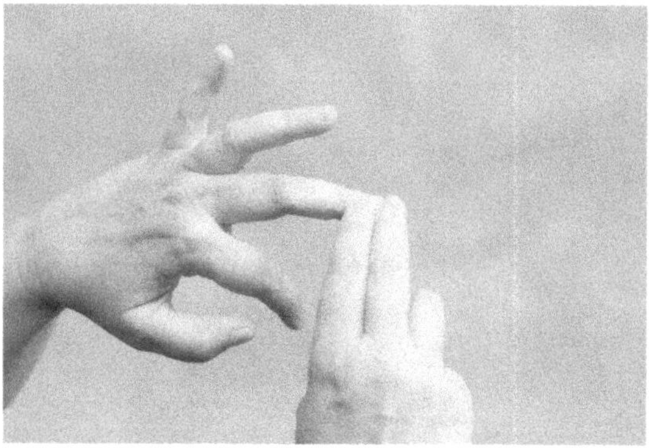

Abbildung 11
Mittelfinger
(dem Körper zugewandter Nagelfalz)
„Eingeschränkte Atmung"

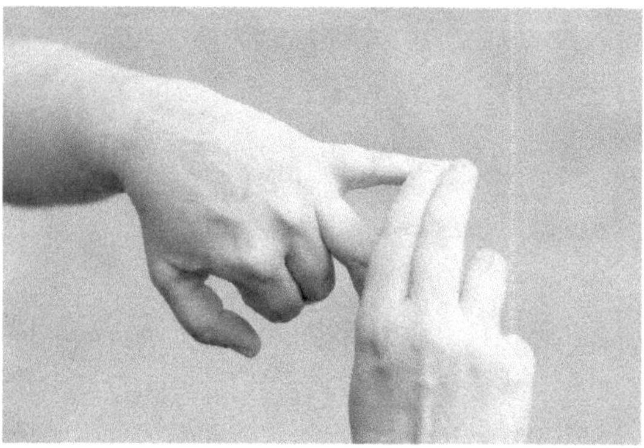

Abbildung 12
Kleiner Finger
(dem Körper zugewandter Nagelfalz)
„Eingeschränkte Atmung"

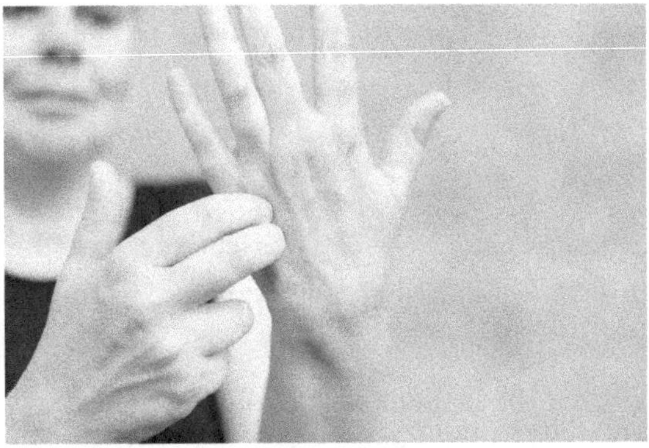

Abbildung 13
Gamut- oder Serienpunkt
(Vertiefung zwischen
Ringfinger und kleinem Finger
auf dem Handrücken)
„Eingeschränkte Atmung"

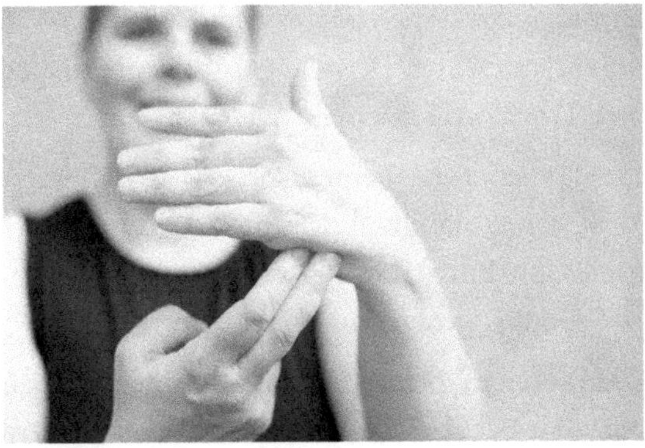

Abbildung 14
Karatepunkt
(Handkante)
„Eingeschränkte Atmung"

5. Schritt: Tief ausatmen und Stresswert bestimmen

Atmen Sie noch einmal tief ein und aus.

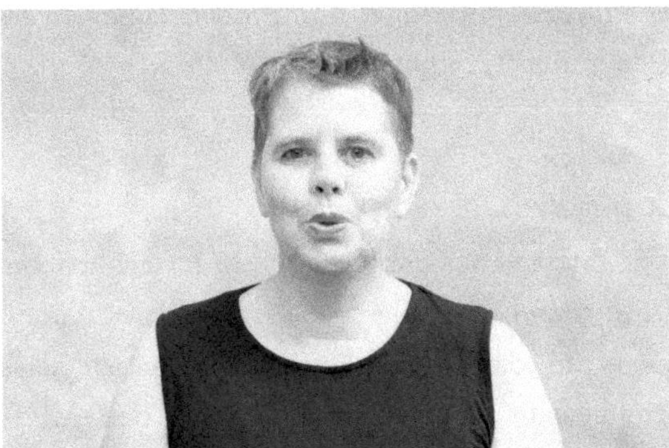

Abbildung 15

Bewerten Sie wieder Ihren Atem auf einer Skala von 1 bis 10 (1 = Ich bekomme nur ganz schlecht Luft, 10 = Ich habe mein ganzes Lungenvolumen benutzt).

Hat sich etwas an Ihrer Atmung verändert? Viele Menschen erfahren bei dieser ersten Übung schon eine Veränderung. Die Atmung wird tiefer, oder sie fühlen sich entspannter.

Mit dieser Übung wollte ich Ihnen einen kleinen Vorgeschmack auf die Möglichkeiten geben, die EFT Ihnen bieten kann – dies ist einfach ein Übungsproblem, das ich Ihnen sozusagen aufgezwungen habe, das in den meisten Fällen auch nicht mit einer Belastung bzw. emotionalen „Ladung" versehen sein wird. Trotzdem fühlen Sie sich entspannter.

Falls Sie an sich keine Veränderung bemerken, so hat das überhaupt nichts zu sagen, dies ist ja nur ein Übungsproblem. Mir ist aufgefallen, dass bei Menschen, die ohnehin schon mit Atem- und Bewusstseinstechniken arbeiten, diese Übung weniger gut funktioniert.

Das ist der ganz klassische Klopfablauf, den Sie unbedingt kennen sollten. Ich pflichte Ihnen absolut bei, dass diese Technik äußerst skurril ist. Geben Sie ihr trotzdem eine Chance, denn EFT ist unglaublich effektiv.

Zu den einzelnen Schritten möchte ich Ihnen gerne noch ein paar ergänzende Bemerkungen mit auf den Weg geben:

Zu Schritt 1: Klopfsatz formulieren

Von ganz entscheidender Wichtigkeit ist dabei, dass Sie tatsächlich bei einem Problem beginnen und dieses auch als so belastend formulieren, wie Sie es erleben. Vergessen Sie, dass Sie bislang gelernt haben, dass man nichts negativ formulieren soll! Wenn Sie mit der EFT-

Klopftechnik Ihr Leben verändern wollen, müssen Sie das Kind (Ihr Problem) beim Namen nennen. EFT arbeitet nämlich mit dem limbischen Gehirn und mit den Gefühlen, die an Ihre Worte gekoppelt sind. Wenn Sie diese von vornherein beschönigen, kann nichts passieren, weil die Ausgangssituation nicht stimmt. Ich werde immer wieder einmal gefragt, ob man sich auf diese Weise Probleme nicht erst einklopft? Nein, tut man nicht, warum, erfahren Sie im nächsten Kapitel, in dem es um die Funktionsweise der EFT-Klopftechnik geht.

Natürlich kann man auch nur positiv klopfen, es gibt Coaches, die tun das. Ich halte davon nichts. Ich denke, man muss dafür sehr viel mehr Energie aufwenden, und außerdem liegt die Effektivität von EFT ja darin, etwas *loszulassen*, und zwar ganz und gar.

Zu Schritt 2: Stresswert bestimmen

Der Stresswert ist die Belastung, die ein bestimmtes Problem für Sie darstellt, ausgedrückt in einer Zahl, sozusagen einer Stressnote. Um den Stresswert zu ermitteln, überlegen Sie sich, wie hoch Sie die Belastung für sich selbst auf einer Skala von 1 bis 10 einschätzen. Als ich meine Arbeit als Coach begann, hatte ich die Stressskala für mich ganz schlicht festgelegt als 1: wenig – 10: viel. Für das Beispiel bedeutet es: 1: wenig Luft, 10: viel Luft. Das sorgt manchmal für Verwirrung, weil besonders hochsensible Menschen dann einwenden, dass in meinem Beispiel die 1: wenig Luft eine große Belastung darstellt. Das soll Sie aber nicht davon abhalten, die Stressskala im weiteren Verlauf zu verwenden mit 1: kleine Belastung und 10: große Belastung.

Der Stresswert hat in diesem Buch mehrere Funktionen: Zum einen wird er verwendet, um die Bereiche zu ermitteln, die eine Belastung für Sie darstellen und für die deshalb Klopfsätze formuliert werden sollten, zum anderen wird er eingesetzt, um die Fortschritte beim Klopfen zu ermitteln. Dies ist auf jeden Fall notwendig, wenn man ein körperliches Symptom beklopft, z.B. die eingeschränkte Atmung aus der Übung.

Zu Schritt 3: Set-up – sich auf das Problem einstimmen

Der Set-up-Satz wird 3-mal hintereinander gesagt. Wenn Sie den Inhalt des Klopfsatzes verändern, müssen Sie auch das Set-up verändern, also im Grunde genommen von vorne anfangen.

Für manche Menschen ist es schwierig zu sagen „Auch wenn ..., liebe und akzeptiere ich mich voll und ganz“. Das ist nicht weiter tragisch, Sie können diesen Satz nach Belieben umformen. Denkbar ist z.B. auch „Auch wenn …, bin ich gut“ oder „Auch wenn, … ist alles gut“ oder jeder andere Satz, mit dem Sie sich gut fühlen. Es ist aber natürlich eine ganz wunderbare Sache, wenn man „... liebe und akzeptiere ich mich voll und ganz“ öfter zu sich selbst sagt. Später im Buch finden Sie Fallgeschichten mit dazugehörigen Beispielsätzen, bei denen ich den zweiten Satzteil jeweils anders gestaltet habe, um Ihnen eine Vorstellung davon zu vermitteln, was alles möglich ist. Experimentieren Sie doch einfach einmal mit verschiedenen Formulierungen.

Zu Schritt 4: Meridianpunkte beklopfen

Zu den wirklich tollen Aspekten des Klopfens mit EFT gehört, dass man diese Technik nach Belieben individualisieren kann. Besucherinnen und Besucher meiner Seminare erzählen immer wieder, dass die Berührung eines oder mehrerer Punkte unangenehm ist. Falls es Ihnen auch so geht, lassen Sie diese Meridianpunkte einfach weg. Das Klopfen soll eine schöne Erfahrung für Sie sein.

Wenn Sie das Klopfen zu intensiv finden, können Sie die Punkte auch streicheln oder sich vorstellen, Sie schicken Licht hinein – es gibt viele Variationsmöglichkeiten. Es ist egal, ob Sie die Punkte auf der linken oder rechten Seite beklopfen, machen Sie es einfach so, wie es sich für Sie natürlich anfühlt. Sie können die Seiten auch während des Klopfens wechseln, auf beiden Seiten gleichzeitig klopfen oder die Handpunkte weglassen. Allerdings können Ihnen gerade die Handpunkte in manchen Stresssituationen besonders gute Dienste leisten, wenn Sie sie unter dem Tisch beklopfen und kein Mensch merkt, was Sie da tun – es sei denn, eine der anwesenden Personen kennt die EFT-Klopftechnik und weiß Bescheid …

Den Ringfinger habe ich übrigens nicht vergessen in der Aufzählung. Für die Klopfpunkte wurden jeweils Anfangs- und Endpunkte der Meridiane verwendet, auf den Fingern enden diese alle auf dem vorderen Fingerfalz, also der Seite, die dem Körper zugewandt ist. Nur beim Ringfinger ist es auf der vom Körper abgewandten Seite. Dieser Meridian wird durch den Gamut- oder Serienpunkt bedient.

Zu Schritt 5: Tief ausatmen und Stresswert bestimmen

Das Ausatmen ist ein unverzichtbarer Teil des Klopfvorgangs, da es das Loslassen fördert. In der vorangegangenen Übung diente das Ausatmen aber auch gleichzeitig der Stresswertüberprüfung (da wir damit überprüft haben, ob unsere Atmung sich in der Zwischenzeit verbessert hat).

Sie können das Ganze noch toppen, indem Sie hinterher ein Glas Wasser trinken, das unterstützt den Prozess des Loslassens noch zusätzlich.

Übung

Um sich an das Klopfen und die Reihenfolge der Meridianpunkte zu gewöhnen, klopfen Sie 3 bis 4 Tage lang einfach alle Punkte der Reihe nach ab, immer dann, wenn Sie sich daran erinnern.

Dies nennt man „leer klopfen“. Dass Sie dabei keinen Klopfsatz formulieren, bedeutet nicht, dass dies ohne Wirkung bleibt. Es gibt immer eine Wirkung, denn durch die Stimulation der Haut werden Neurotransmitter freigesetzt, die für Entspannung sorgen. Mehr zur Wirkungsweise werden Sie im nächsten Kapitel erfahren.

Warum EFT funktioniert

Auf der ganzen Hautoberfläche gibt es sensorische Rezeptoren, die Mechanorezeptoren, die auf Berührung, Druck, Dehnung und Vibration reagieren. Die Mechanorezeptoren nehmen die mechanische Stimulation wahr, die durch das Klopfen entsteht. Der Reiz wird in ein elektrisches Signal umgewandelt, das über das Zentralnervensystem an das Gehirn gesendet wird.

Es wird auf Akupunkturpunkte geklopft, die mit besonders vielen Mechanorezeptoren ausgestattet sind und die neuronale Erregung zu den Arealen im Gehirn weiterleiten, welche besonders an psychischen Verarbeitungsprozessen beteiligt sind: zum limbischen System (mit Hypothalamus, Amygdala und Hippocampus) sowie zum präfrontalen Kortex.

Untersuchungen weisen darauf hin, dass die manuelle Stimulation von Akupunkturpunkten Informationsbotenstoffe wie Serotonin, Opioide und GABA freisetzt und den Cortisolspiegel reguliert. Diese neurochemischen Veränderungen im Gehirn können Schmerz reduzieren, den Herzschlag herabsetzen, Angst verringern, das autonome Nervensystem regulieren und beruhigend wirken.

Vermutlich wird durch das Klopfen die Übermittlung von Signalen zwischen den Kernen der Amygdala unterbrochen und somit das Auslösen einer stressbedingten Kampf-, Flucht oder Erstarrungsreaktion verhindert. (Die Amygdala ist wesentlich an der Entstehung von Angst beteiligt und spielt eine wichtige Rolle beim Bewerten und Wiedererkennen von Situationen sowie bei der Wahrnehmung jeglicher Form von Erregung.)

Das Aufrufen einer emotionalen Erinnerung bzw. das genaue Wahrnehmen einer Emotion ist für die Wirksamkeit des Prozesses von ganz entscheidender Bedeutung. Zum einen wird dadurch die Amygdala aktiviert, zum anderen wird sie durch das Aufrufen der Erinnerung oder Emotion in einen labilen Zustand gebracht, in dem sie gestört und verändert werden kann.

Eine andere Erklärung ist, dass die sensorische Stimulation (z.B. klopfen, summen, zählen, reden) zu einer sensorischen Überladung führt. Die an sich neutralen Signale der Stimulation interferieren und neutralisieren die Erinnerung oder Emotion. Die Überaktivität im limbischen System wird gesenkt und die Symptomgenerierung wird aufgehoben. Letzten Endes findet vermutlich eine Entkoppelung bei der Verbindung des Reiz-Reaktions-Musters, zwischen Erinnerung und Gefühl, statt. Die Erinnerung selbst wird dabei nicht gelöscht, sie bleibt bestehen, verliert aber ihre Kraft, Symptome hervorzurufen. Zum Beispiel wird eine Erinnerung an einen Autounfall mit belastenden Gefühlen verbunden sein. Nach dem Klopfen ist die Erinnerung an den Unfall immer noch vorhanden, die belastenden Gefühle sind jedoch verschwunden oder abgeschwächt (Ruden, 2005). Im Internet finden Sie auf verschiedenen Seiten den Artikel „Neurohumoraler Mechanismus des Klopfens“, in dem die Wirkungsweise von EFT in deutscher Sprache erklärt wird.

Sicherlich trägt auch die neuronale Plastizität des Gehirns zur Wirksamkeit von EFT bei. Jeder Gedanke, jedes Bild verursacht neurologische Veränderungen im Gehirn. Die neuronalen Verbindungen zwischen dem Gedanken oder Bild können durch die emotionale Antwort verstärkt oder geschwächt werden, wenn sie dem Reiz erneut ausgesetzt werden. Der Gedanke bzw. das Bild kann also mit der Emotion fester verdrahtet oder aber von ihr gelöst werden. Dies bedeutet allerdings, dass immer nur ein Gedanke aufgelöst werden kann, erklärt aber auch, warum durch neuronale Netzwerke manchmal gleichzeitig ähnliche Gedanken und Gefühle aufgelöst werden.

Nicht zuletzt ist es so auch möglich, durch die sensorische Überladung neue Verknüpfungen herzustellen, wie es z. B. im Reframing geschieht.

Mit Reframing ist eine Neubewertung oder Umdeutung gemeint, die dadurch entsteht, dass man eine Situation, einen Umstand o. Ä. in einem anderen Kontext oder auch aus einem anderen Blickwinkel betrachtet (z. B. „Scherben bringen Glück!“). Das Reframing ist ein fester Bestandteil meiner Coachingsitzungen und wird Ihnen in diesem Buch in den Fallbeschreibungen noch begegnen.

Wie Sie sich eine Klopfroutine schaffen

Um die Wirkung der EFT-Klopftechnik in ihrer ganzen Bandbreite erfahren zu können, braucht es nur einen minimalen Aufwand: 2 bis 5 Minuten am Tag, mehr müssen Sie nicht investieren. Diese Zeit sollten Sie allerdings täglich aufbringen. Wenn Sie anfangs, da die Methode noch neu für Sie ist, nur gelegentlich klopfen, besteht die Gefahr, dass EFT dann bald ganz in Vergessenheit gerät. Denn es dauert in der Regel drei Wochen, bis man etwas Neues zu einer Gewohnheit gemacht hat. Ich empfehle daher, zunächst einmal immer zum gleichen Zeitpunkt zu klopfen, sich eine tägliche Klopfroutine zu schaffen, ein tägliches Wohlfühlritual nur für Sie selbst. Sie werden trotz des minimalen Zeiteinsatzes sehr schnell merken, dass sich ein Tag, an dem Sie EFT anwenden, einfach anders anfühlt als ein Tag, an dem Sie nicht klopfen.

Übung

Überlegen Sie ganz bewusst, zu welcher Zeit Sie Ihr tägliches Klopfritual durchführen wollen. Der Zeitpunkt an sich ist nicht wichtig. Sie können es morgens im Bett vollziehen, beim Spazierengehen oder auch abends vor dem Schlafengehen.

Wichtig ist nur, dass Sie es möglichst täglich tun. Wenn Sie jetzt schon ein paar Tage geklopft haben, haben Sie vermutlich eine Vorstellung davon, wie EFT auf Sie wirkt. Das ist von Mensch zu Mensch verschieden. Wenn Sie grundsätzlich durch das Klopfen belebt werden, ist es natürlich nicht sinnvoll, vor dem Schlafengehen zu klopfen, und sollte eher im Laufe des Tages geschehen.

Meine Empfehlung ist, dass Sie wirklich nur mit einem einzigen Klopfsatz beginnen und diesen täglich 3 bis 4 Runden klopfen. Sprechen Sie den Satz beim Klopfen möglichst laut aus.

Falls das nicht möglich ist, können Sie ihn natürlich auch flüstern oder sich nur denken, aber einen Satz laut zu sagen (ihn nach außen zu tragen) hat eine ganz andere Wirkung, als ihn im eigenen Inneren zu belassen.

In der Regel dauert es bei Anfängerinnen und Anfängern ca. 2 Wochen, bis EFT Wirkung zeigt. Ich empfehle Ihnen, am Anfang 2 Wochen lang Ihren ersten Satz einfach durchzuklopfen, also jeden Tag den gleichen Satz. Machen Sie es sich so einfach wie nur möglich. Je geringer Sie den Aufwand halten, umso größer ist die Wahrscheinlichkeit, dass Sie dabeibleiben.

EFT-Master Karl Dawson zufolge haben erfahrene EFT-Anwender eine Erfolgsquote von bis zu 95 %! Das ist hoffentlich eine Motivation für Sie, sich täglich mit EFT zu beschäftigen.

Am Anfang werden Sie eventuell gar nichts spüren, lassen Sie sich davon nicht verunsichern. Klopfen Sie trotzdem weiter. Es dauert auf jeden Fall ca. 2 Wochen, bis Sie merken, dass sich etwas bewegt. Es ist allerdings unmöglich vorauszusagen, wie die Wirkung ausfallen wird.

EFT ist eine sichere Methode, fast ohne Nebenwirkungen. Es gibt jedoch ein paar körperliche Anzeichen, die Ihnen zeigen, dass Sie auf dem richtigen Weg sind: z. B. kurzfristige Benommenheit, Körpergeräusche, Kribbeln im Körper, vermehrtes Gähnen und tränende Augen. Sollte eines dieser Symptome auftreten, dann wissen Sie, dass dieser Satz genau richtig ist für Sie. Die Benommenheit ist nur von sehr kurzer Dauer und scheint auf eine erhöhte Aktivität im gesamten Organismus hinzuweisen, Körpergeräusche und Schläfrigkeit entstehen durch die tiefe Entspannung. Die tränenden Augen scheinen in Zusammenhang zu stehen mit einer erhöhten Ausschüttung bestimmter Botenstoffe, was auf eine erhöhte Gehirnaktivität hinweist (Hartmann, 2002). Auch abgrundtiefe Langeweile kann übrigens auftreten – wenn Sie z. B. merken, dass Sie einen Satz klopfen, der für Sie gar nicht mehr stimmig ist. In diesem Fall sollten Sie sich einen anderen Satz vornehmen. Auch wenn Sie sich nicht langweilen, werden Sie nach einiger Zeit merken, ob es Zeit ist, zu einem anderen Satz überzugehen. Ob ein Satz für Sie passend ist, werden Sie nach einer Weile auch an den Gefühlen feststellen können, die er in Ihnen hervorruft. Ich kenne z.B. eine innere Resonanz, das Gefühl von Weite im Brustraum sowie eine innere Stimme, die mir sagen, dass dies der richtige Satz für mich ist.

Ganz selten kann es vorkommen, dass sich Ihre Symptome kurzfristig verstärken – wie eine homöopathische Erstverschlimmerung. Hören Sie dann nicht auf, klopfen Sie einfach weiter, bis die Symptome verschwunden sind, eventuell „leer“, d.h. ohne dabei einen bestimmten Satz zu sagen.

Übrigens treten nicht bei allen Anwenderinnen und Anwendern Symptome auf, dies bedeutet keinesfalls, dass EFT dann nicht wirkt.

Sollten Sie unter schwerwiegenden körperlichen und/oder psychischen Problemen leiden, wäre es ohnehin ratsam, zunächst einmal in Begleitung einer erfahrenen EFT-Therapeutin oder eines EFT-Therapeuten zu klopfen.

Wenn Ihnen bekannt ist, dass Sie an einem Trauma leiden, sollten Sie besondere Vorsicht walten lassen und am besten mit jemandem zusammen klopfen, der eine besondere Ausbildung für die Behandlung traumatisierter Menschen absolviert hat. So oder so sollten Sie immer dann, wenn Sie sich nicht sicher sind, sehr vorsichtig sein und erst einmal ausprobieren, ob Sie das Klopfen und seine Wirkung als angenehm erleben, und mit leichten Themen beginnen.

Ich habe selbst übrigens die Erfahrung gemacht, dass es sehr sinnvoll ist, die Methode zunächst in Gegenwart eines erfahrenen EFT-Coaches zu lernen und zu üben. Zuerst habe ich mir EFT nämlich selbst beigebracht mit Anleitungen, die ich im Internet fand. Leider habe ich dabei aber einen Fehler eingebaut (welchen, weiß ich nicht mehr). Ich erinnere mich jedoch noch sehr gut daran, dass es erst, nachdem ich einen professionellen EFT-Kurs besucht hatte, fast immer klappte. Das Geld ist in jedem Falle gut investiert, wenn Sie hinterher die Sicherheit haben, alles richtig zu machen.

Beachten Sie bitte, dass es natürlich möglich ist, dass durch das Klopfen Themen an die Oberfläche kommen, mit denen Sie nicht gerechnet haben oder die Sie überfordern. In diesem Fall sollten Sie sich therapeutische Hilfe suchen. Im Notfall wenden Sie sich an eine Traumaambulanz, die es in allen größeren Städten gibt.

Wie Sie die Übungen durchführen

Mit diesem Buch können Sie sehr lange arbeiten. Es ist so konzipiert, dass Sie bei einem beliebigen Übungskapitel Ihrer Wahl einsteigen können – nämlich bei dem Thema, bei dem Sie den größten Stress verspüren.

Der Erfolg, den Sie mit der EFT-Klopftechnik erzielen können, steht und fällt mit dem richtigen Klopfsatz. Um merkbare Erfolge zu erzielen, ist es sinnvoll, dass Sie mit einem Klopfsatz beginnen, der ein wirkliches Problem für Sie beschreibt. Das scheint aber gar nicht so einfach zu sein, darum habe ich mich bemüht, Ihnen in diesem Buch viele Möglichkeiten zur Verfügung zu stellen, damit Sie für sich passende Klopfsätze finden können.

Wahrscheinlich werden Sie gar nicht alle diese Sätze klopfen, aber wenn Sie sich auf diese Weise intensiv mit der eigenen Hochsensibilität auseinandersetzen, können Sie viel dazugewinnen. Vielleicht führt schon die eine oder andere Beantwortung einer Frage zu einem Aha-Erlebnis.

Es gibt verschiedene Möglichkeiten, Klopfsätze zu bilden. Zum einen gebe ich Ihnen im Weiteren einige Fragen vor, aus denen Sie ganz leicht Sätze bilden können, zum anderen habe ich auch einige Ergänzungssätze für Sie vorbereitet. Hier habe ich Satzanfänge oder -fragmente bereitgestellt, die Sie spontan so vervollständigen können, wie es Ihnen gerade einfällt. Diese Sätze können Sie dann wieder klopfen (wenn sich dabei herausstellt, dass ein Satz mit einem hohen Stresswert dabei herauskommt). Diese Methode setze ich in meinen Seminaren ein, was allen Beteiligten Spaß macht. Einige Sätze kommen immer wieder vor. Das war durchaus meine Absicht.

Damit Sie wirklich Erfolgserlebnisse haben und Probleme auflösen können, die für Sie eine Belastung darstellen, werden Sie in diesem Buch immer wieder aufgefordert, Stresswerte zu vergeben, denn es ist sinnvoll, dass Sie mit einem Satz beginnen, dessen Stresswert mindestens 8 für Sie beträgt.

Falls Sie mehrere Sätze mit einem hohen Stresswert haben und Sie sich nicht entscheiden können, welchen davon Sie klopfen sollen, nehmen Sie einfach den ersten. Sie können auch eine Münze werfen. Bei welchem Satz Sie beginnen, ist letztendlich nicht wichtig. Wichtig ist lediglich, dass Ihr Klopfsatz wirklich eine Belastung wiedergibt.

Eingangs habe ich Ihnen die klassischen 5 Schritte der EFT-Klopftechnik vorgestellt: Formulierung des Klopfsatzes, Bewertung des Stresswertes (den man übrigens auch SUD-Wert nennt; Subjective Unit of Distress), Set-up, Klopfen, erneute Bewertung und Ausatmen. Für einige hochsensible Menschen ist die Bewertung an sich aber auch schon Stress.

Daher möchte ich Ihnen jetzt ein verkürztes Verfahren vorstellen, in dem es während des Klopfvorgangs selbst keine Stresswertbeurteilung mehr gibt. Diese ist nur noch vorher, während Sie geeignete Klopfsätze ermitteln, vorzunehmen.

Mein Vorschlag ist, dass Sie sich einen einzigen Klopfsatz (mit einem Stresswert von mindestens 8) heraussuchen und diesen über einen Zeitraum von 2 Wochen täglich einmal 3 bis 4 Runden lang klopfen.

Hier der verkürzte Klopfvorgang:

1. Sie formulieren einen Klopfsatz.
2. Set-up – Sie stimmen sich auf das Problem ein (Satz 3-mal sagen).
3. Sie beklopfen die Meridianpunkte von der inneren Augenbraue bis zur Handkante (jeweils ca. 7-mal).
4. Anschließend tief ausatmen.

Es dauert ca. 2 Wochen, bis eine Veränderung eintritt. Es ist schwer zu sagen, wie diese aussieht, sie kann von Klopfsatz zu Klopfsatz unterschiedlich sein.

Sicher ist: Wenn Sie bereit dazu sind, Ihre Blockaden loszulassen, öffnen Sie sich für nachhaltige Veränderungen. Nach und nach können Sie erfahren, dass es in Ordnung ist, Gefühle auszuleben, und dass die Welt nicht untergeht, wenn Sie sich eingestehen, wie sehr Sie etwas schmerzt oder ärgert. Sie haben ein Recht auf Ihre Gefühle und dürfen sie anderen Menschen zumuten.

Am wichtigsten: Sie dürfen für sich selbst sorgen, *bevor* Sie sich um andere kümmern. Selbstliebe und -akzeptanz werden sich dann ganz von alleine einstellen.

Damit es für Sie spannend bleibt, ist mein Vorschlag, irgendwo einzusteigen und 1 bis 2 Sätze aus diesem Kapitel zu klopfen. Im nächsten Monat gehen Sie zu einem anderen Kapitel und klopfen daraus ebenfalls 1 bis 2 Sätze. So können Sie sich einmal durch alle Kapitel arbeiten.

Dann kehren Sie zu Ihrem Ausgangskapitel zurück. Suchen Sie sich einen neuen Klopfsatz, und probieren Sie etwas Neues, vielleicht sogar das Klopfen mit Aspekten. Wie das geht, erfahren Sie im Kapitel „Tipps &Tricks“. Für den Anfang empfehle ich Ihnen jedoch, sich den ganzen Vorgang so leicht wie nur irgend möglich zu machen.

Auch wenn Sie das Gefühl haben, Sie kommen überhaupt nicht weiter, es klappt einfach nicht, bzw. es gibt keine spürbare Veränderung, lesen Sie das Kapitel „Tipps & Tricks“. Hier stelle ich nicht nur ein paar Tricks vor, die weiterhelfen können, sondern es geht auch um das Aufspüren von Heilblockaden.

Wenn Sie das Gefühl haben, anders zu sein

Selbstliebe zu entwickeln kann eine echte Herausforderung für Hochsensible sein. Oft sind sie mit der Überzeugung aufgewachsen, dass sie „nicht in Ordnung“ sind, entweder weil ihnen das von ihrem Umfeld vermittelt wurde, oder weil sie selbst zu dieser Auffassung gelangt sind.

So wie Julia:

Ihr ganzes Leben lang fühlte sie sich „irgendwie anders“, wie ein Alien, gestrandet, nicht dazugehörig. Schon seit sie denken konnte, empfand sie sehr deutlich, dass sie nicht in Ordnung war, ohne dass sie genau hätte benennen können, was dieses „nicht in Ordnung" bedeutete. Als Kind hatte sie Angst vor anderen Kindern. Aus Unsicherheit blieb sie lieber für sich, und wenn sie mit anderen sprechen oder spielen musste, wurde sie von tiefen Zweifeln geplagt, dass sie sich in irgendeiner Form falsch verhalten könnte.

Diese Furcht verließ sie auch als Erwachsene nicht. Sie stellte sich nie dazu, wenn die Kollegen in der Mittagspause ein kleines Schwätzchen hielten. Sie wusste nicht, worüber sie mit ihnen hätte reden sollen. Smalltalk war ihr einfach fremd, sie wünschte sich Gespräche mit Tiefgang. So geriet sie nach und nach an ihrem Arbeitsplatz ins Abseits. Es war Julia nicht gelungen, die wenigen Freundschaften, die sie gehabt hatte, über einen längeren Zeitraum hinweg zu bewahren, denn sie nahm sich alles sehr zu Herzen und vergaß Kränkungen nie, so dass diese früher oder später zur Entfremdung oder zum Abbruch der Beziehung führten.

Schließlich lernte Julia EFT kennen. Zu dieser Zeit fühlte sie Einsamkeit und Isolation, denn ihre bisherigen Erfahrungen hatten dazu geführt, dass sie sich als außerhalb der Gesellschaft (ja, vielleicht sogar außerhalb der Menschheit) stehend empfand.

Wie sich beim Coaching herausstellte, gab es noch andere Themen, aber die soziale Isolation belastete sie am meisten, daher bekam sie zunächst die Aufgabe, zu Hause den Satz „Ich bin anders" zu klopfen. Mit durchschlagendem Erfolg: Innerhalb von 14 Tagen war das Gefühl verschwunden, nicht zur Gesellschaft zu gehören!

Dies ermutigte Julia so, dass sie begann, wieder mehr aus sich herauszugehen. Sie meldete sich für einen Gymnastikkurs an und lernte dort neue Menschen kennen. Allmählich begann sie, ein soziales Leben zu entwickeln. Aufkommende Schwierigkeiten mit anderen Personen wurden von ihr beklopft, so dass sie nach und nach lernte, sich nicht sofort wieder zurückzuziehen.

Hochsensibilität zu akzeptieren und das Leben entsprechend auszurichten, kann ein lebenslanger Prozess sein. Manchmal reicht es aber auch schon, einen einzelnen Satz zu klopfen, damit sich ein Schalter umlegt.

Übung

Zunächst gilt es für Sie, diesen Schalter zu finden. Um Ihnen den Einstieg zu erleichtern, habe ich einige Fragen für Sie vorbereitet. Bitte beantworten Sie sie zuerst, bevor Sie weiterlesen. Mit dem Stresswert werden wir uns später beschäftigen.

a) Was bedeutet Hochsensibilität für Sie?	Stresswert?
....	....

b) Sind Sie anders als andere Menschen? Was unterscheidet Sie von anderen?	Stresswert?
....	....

c) Haben Ihnen andere Menschen mitgeteilt, dass sie Sie für anders halten?	Stresswert?
....	....

d) Was finden Sie an sich selbst nicht in Ordnung?	Stresswert?
....	....

e) Worunter leiden Sie besonders?	Stresswert?
....	....

f) Welche sozialen Konsequenzen bringt Ihre Hochsensibilität mit sich?	Stresswert?
....	....

Bitte lesen Sie sich Ihre Antworten noch einmal durch und versehen Sie nun jeden Ihrer Sätze mit einem Stresswert auf einer Skala von 1 bis 10 (1: Das belastet mich fast gar nicht; 10: Das belastet mich sehr). Formulieren Sie bitte anschließend Ihre vollständigen Klopfsätze. Die Beispielsätze beziehen sich auf Julias Fallgeschichte.

Zu a) Was bedeutet Hochsensibilität für Sie?

Beispiele: „Auch wenn Hochsensibilität für mich bedeutet, anders zu sein, liebe und akzeptiere ich mich voll und ganz."
„Auch wenn Hochsensibilität für mich bedeutet, mich mit anderen unwohl zu fühlen, bin ich ein guter Mensch."

Mein persönlicher Klopfsatz
Auch wenn Hochsensibilität für mich bedeutet, dass ....
....

Zu b) Sind Sie anders als andere Menschen? Was unterscheidet Sie von anderen?

Beispiele: „Auch wenn ich Smalltalk blöd finde, ehre und respektiere ich mich selbst."
„Auch wenn ich nicht so beliebt bin wie andere, bin ich wertvoll."

Mein persönlicher Klopfsatz

Auch wenn ich ....

....

Zu c) Haben Ihnen andere Menschen mitgeteilt, dass sie Sie für anders halten?

Beispiele: „Auch wenn meine Kollegin findet, dass ich mich am Bürotratsch beteiligen sollte, akzeptiere ich mich so, wie ich bin."
„Auch wenn meine Kollegin mir gesagt hat, dass ich anders bin, achte ich mich von ganzem Herzen."

Mein persönlicher Klopfsatz

Auch wenn ....

....

Zu d) Was finden Sie an sich selbst nicht in Ordnung?

Beispiel: „Auch wenn ich an mir nicht in Ordnung finde, dass ich nie weiß, wie ich mich verhalten soll, bin ich gut so, wie ich bin."

Mein persönlicher Klopfsatz

Auch wenn ich an mir nicht in Ordnung finde, dass ....

....

Zu e) Worunter leiden Sie besonders?

Beispiel: „Auch wenn ich besonders darunter leide, dass ich nicht dazugehöre, ist alles gut.“

Mein persönlicher Klopfsatz

Auch wenn ich besonders darunter leide, dass ....

....

Zu f) Welche sozialen Konsequenzen bringt Ihre Hochsensibilität mit sich?

Beispiel: „Auch wenn meine Hochsensibilität dazu führt, dass ich lieber für mich bleibe, nehme ich mich mit Freude an.“

Mein persönlicher Klopfsatz

Auch wenn meine Hochsensibilität dazu führt, dass ....

....

Die vorgeschlagenen Sätze sagen Ihnen nichts? Auf den nächsten Seiten finden Sie Ergänzungssätze. Bitte vervollständigen Sie die Satzfragmente spontan, wie es Ihnen in den Sinn kommt, und versehen Sie diese Sätze anschließend mit einem Stresswert. Oder nehmen Sie sich die Sätze aus der Checkliste „Symptome Hochsensibilität" vor (Kapitel „Was Hochsensibilität ist") und versehen Sie diese mit einem Stresswert. Bitte suchen Sie sich *einen* Klopfsatz mit einem hohen Stresswert heraus (ab 8 aufwärts) und klopfen Sie diesen, wie im Kapitel „Wie Sie die Übungen durchführen" beschrieben (Klopfsatz 3-mal sagen, dann verkürzten Satz klopfen, ausatmen), 14 Tage lang einmal täglich 3 bis 4 Runden. Falls Sie mehrere Sätze mit hohem Stresswert haben, nehmen Sie einfach irgendeinen. *Wo* Sie genau beginnen, ist nicht so wichtig, nur *dass* Sie beginnen.

Ich empfehle Ihnen außerdem, die Klopfsätze anfangs immer aufzuschreiben, das hilft bei der Fokussierung.

Achten Sie nach 14 Tagen darauf, ob ...

- sich etwas in Ihrem Erleben der Hochsensibilität verändert.
- Menschen sich Ihnen gegenüber anders verhalten.
- Sie sich anderen gegenüber anders verhalten.
- ein Gefühl oder eine innere Stimme auftaucht.

Wenn Sie das Gefühl haben, es gibt überhaupt keine Veränderungen, dann sehen Sie sich bitte das Kapitel „Tipps & Tricks" an.

Ergänzung

Ergänzen Sie die folgenden Satzfragmente spontan, wie es Ihnen gerade in den Sinn kommt. Die so entstandenen Sätze können Sie wieder klopfen.

Ergänzungssätze	Stresswert?
Ich mag Konflikte nicht, weil ...	....
Die Gefühle anderer Menschen ...	....
Ich spüre es, wenn andere Menschen ...	....
Andere Menschen anzusehen ...	....
Medikamente kann ich ...	....
Zu viele Außenreize auf einmal lösen bei mir ...	....
Meiner Wahrnehmung schenke ich ...	....
Laute Musik empfinde ich ...	....
Ich zweifele ...	....
Gerüche ...	....

Ergänzungssätze	Stresswert?
Lärm macht mich ...	
Schnelles Sprechen ...	
Ich habe Allergien/Nahrungsmittelunverträglichkeiten auf ...	
Hektik ...	
Andere Menschen finden mich ...	
Es überfordert mich, wenn ...	
Ich bin schon genervt, wenn ...	

Wenn Sie erschöpft sind

Erschöpfung, ob nun allumfassend oder eher sporadisch, gehört mit zu den Begleiterscheinungen der Hochsensibilität. Unter Erschöpfung leiden wir besonders, denn wenn wir sehr erschöpft sind, können wir nach und nach auch nicht mehr unseren Freizeitaktivitäten nachgehen, die uns Kraft geben können, und wir drohen, in einem Burnout zu landen.

So wie Birgit:

Früher hatte ihr die Arbeit in der Behörde einmal Spaß gemacht. Sie mochte den Umgang mit anderen Menschen eigentlich. In letzter Zeit jedoch fühlte sie sich von den Ansprüchen anderer erdrückt und erledigte ihre Arbeit nur noch mit Widerwillen. Nach dem Dienst schleppte sie sich nach Hause, sank dort ins Bett, zu erschöpft, um andere Menschen zu treffen, zu erschöpft, um sich etwas Leckeres zu kochen. Am Wochenende wurde sie oft krank, so dass sie die wenigen Termine, die sie verabredet hatte, absagen musste. Sie hatte ohnehin nicht sehr viele Freunde, diese wurden jetzt noch weniger, da Birgit die Beziehungen nicht weiter pflegte.

Sie schlief zunehmend schlechter, lag nachts oft lange wach und grübelte über die Ereignisse des Tages nach, und wenn sie am Morgen aufwachte, fühlte sie sich zerschlagen und erschöpft. Wenn

Sie um 9 Uhr begann zu arbeiten, hätte sie sich um 11 Uhr schon wieder hinlegen können.

Eine mehrwöchige Kur in einer psychosomatischen Klinik brachte nur kurzfristig eine Besserung. Zwar lernte sie dort stressreduzierende Methoden, meistens brachte sie jedoch nicht die Energie auf, diese auch anzuwenden. Schon bald war alles wieder beim Alten.

Als Birgit zu mir ins Coaching kam, war sie verzweifelt. Ihr Leben schien ihr durch die Finger zu rinnen, und es war ihr deutlich bewusst, dass sie auf direktem Wege in ein Burnout war.

Wie sich herausstellte, hatte sie sich über Jahre hinweg fast systematisch überfordert. Neben der Arbeit in der Behörde hatte sie sich noch ehrenamtlich in einem Verein engagiert und dort den Bereich Öffentlichkeitsarbeit übernommen. Darüber hinaus kümmerte sie sich noch um eine ältere Nachbarin im Haus, die nicht mehr gut zu Fuß war. Jede Woche telefonierte sie mit ihrer Mutter, die zunehmend vereinsamte, seit der Vater vor einigen Jahren gestorben war. Häufiger, als ihr eigentlich lieb war, ließ sie sich dann von der Mutter das Versprechen abringen, sie bald zu besuchen.

Durch das Coaching wurde Birgit klar, dass sie nicht gelernt hatte, mit den Anforderungen, die an sie gestellt wurden, adäquat umzugehen. Sie konnte einfach nicht nein sagen. Verzweifelt war sie bemüht, den Ansprüchen und Anforderungen, die an sie gestellt wurden, gerecht zu werden. Von anderen Menschen abgelehnt zu werden, erschien ihr unerträglich, und sie unternahm alles, was in ihrer Macht stand, um diese schlimme Erfahrung zu umgehen. Die Anerkennung ihrer Vorgesetzten war ihr daher sehr wichtig, sie wollte geschätzt und für eine kompetente Angestellte gehalten werden.

Sie verstand ebenso, dass es bei den Anforderungen nicht nur um die Anforderungen ging, die andere an sie stellten, sondern auch um diejenigen, die sie selbst *an sich stellte, um das Bild, das sie anderen von sich selbst vermitteln wollte. Sie wollte gerne als „guter Mensch“ gesehen werden, der wenig eigene Bedürfnisse hat.*

Diese neuen Erkenntnisse waren wie ein Schock für Birgit. Angeregt durch das EFT-Coaching begann sie, mehr auf ihre eigenen Bedürfnisse zu achten. Sie gab die ehrenamtliche Tätigkeit auf und hatte nach einiger Zeit auch den Mut, mit ihrer Mutter ein ehrliches Gespräch über deren Zukunft zu führen. Sie begann, eine Trauergruppe zu besuchen, um endlich um ihren Vater zu trauern. Vorher war sie zu beschäftigt damit gewesen, sich um ihre trauernde Mutter zu kümmern.

Allmählich ging es Birgit dann besser. Sie fasste neuen Lebensmut und der permanente Erschöpfungszustand verschwand nach und nach.

Kommt Ihnen das bekannt vor? Viele Hochsensible tendieren dazu, sich Verantwortung geradezu aufzuladen, sie auch dann zu übernehmen, wenn es gar nicht angebracht ist. Häufig finden wir uns in unangenehmen Situationen mit anderen wieder, weil wir uns zu sehr in ihre Probleme hineinziehen lassen.

Auch die Fähigkeit, Konsequenzen schon vorauszusehen oder sich zuständig zu fühlen, dass „die Dinge laufen“, können dazu führen, dass wir Verantwortung leichtfertig übernehmen.

Gerade die Verantwortung, die am allerwichtigsten für uns und unser Leben wäre, die nehmen wir häufig nicht oder erst sehr spät an: die Verantwortung für uns selbst. Die Verantwortung, uns selbst immer und überall an allererste Stelle zu setzen – dies bedeutet ja nicht, dass wir keine Kompromisse mehr schließen oder zu unangenehmen Egoisten werden. Es bedeutet lediglich, dass wir uns selbst mit unseren Bedürfnissen wichtig nehmen.

Übung

Zunächst gilt es, herauszufinden, was Sie besonders erschöpft. Auch hier habe ich einige Fragen vorbereitet, um Ihnen den Einstieg zu erleichtern. Bitte antworten Sie spontan, so wie es Ihnen einfällt. Den Stresswert lassen Sie erst einmal außen vor.

a) Was erschöpft Sie?	Stresswert?

b) Was sind Ihre größten Energiefresser?	Stresswert?

c) Was wünschen Sie sich?	Stresswert?

d) Welche Anforderungen werden von außen an Sie herangetragen?	Stresswert?
....	
....	
....	....
....	
....	
....	

e) Welche Anforderungen stellen Sie selbst an sich?	Stresswert?
....	
....	
....	....
....	
....	
....	

f) Welche Anforderungen setzen Ihnen besonders zu?	Stresswert?
....	
....	
....	....
....	
....	
....	

g) Was unternehmen Sie, um den Ansprüchen der anderen gerecht zu werden?	Stresswert?
....	
....	
....	....
....	
....	
....	

h) Haben Sie diese Anforderungen vielleicht von einem Familienmitglied oder jemand anderem übernommen?	**Stresswert?**
....	....

Bitte lesen Sie sich Ihre Antworten noch einmal durch und versehen Sie nun jeden Ihrer Sätze mit einem Stresswert auf einer Skala von 1 bis 10 (1: Das belastet mich fast gar nicht; 10: Das belastet mich sehr). Formulieren Sie bitte anschließend Ihre vollständigen Klopfsätze. Die Beispielsätze beziehen sich auf Birgits Fallgeschichte.

Zu a) Was erschöpft Sie?

Beispiele: „Auch wenn mich die Ansprüche anderer erschöpfen, bin ich wertvoll.“
„Auch wenn mich die ehrenamtliche Arbeit erschöpft, respektiere ich die besonderen Bedürfnisse meines Körpers.“

Mein persönlicher Klopfsatz
Auch wenn mich .... erschöpft, ...

Zu b) Was sind Ihre größten Energiefresser?

Beispiele: „Auch wenn meine Mutter meine Energie frisst, liebe und akzeptiere ich mich und meine Mutter.“
„Auch wenn der Umgang mit anderen meine Energie frisst, ist alles gut.“

Mein persönlicher Klopfsatz

Auch wenn .... meine

Energie frisst, ...

Zu c) Was wünschen Sie sich?

Beispiele: „Auch wenn ich mir wünsche, dass niemand mehr etwas von mir will, bin ich ein wertvoller Mensch."

„Auch wenn ich gerne wieder fit sein will, akzeptiere ich mich und meine Erschöpfung."

Mein persönlicher Klopfsatz

Auch wenn ich mir wünsche, dass..

....

Zu d) Welche Anforderungen werden von außen an Sie herangetragen?

Beispiele: „Auch wenn meine Mutter möchte, dass ich sie tröste, liebe ich mich von ganzem Herzen."

„Auch wenn meine Nachbarin sich meine Hilfe wünscht, bin ich o.k."

Mein persönlicher Klopfsatz

Auch wenn .... möchte, dass

ich ....

Zu e) Welche Anforderungen stellen Sie selbst an sich?

Beispiele: „Auch wenn ich immer alles perfekt machen will, akzeptiere ich mich mit meiner Unvollkommenheit."
„Auch wenn ich anderen gerne helfen will, nehme ich meine Erschöpfung an."

Mein persönlicher Klopfsatz

Auch wenn ich immer .... sein will,

....

Zu f) Welche Anforderungen setzen Ihnen besonders zu?

Beispiel: „Auch wenn ich es schrecklich finde, dass meine Mutter sich an mich klammert, ehre und respektiere ich meine Mutter und mich selbst."

Mein persönlicher Klopfsatz

Auch wenn ...., dass

ich ....

Zu g) Was unternehmen Sie, um den Ansprüchen der anderen gerecht zu werden?

Beispiele: „Auch wenn ich meiner Mutter immer wieder verspreche, sie bald zu besuchen, obwohl ich das eigentlich nicht will, liebe und akzeptiere ich mich voll und ganz."
„Auch wenn ich immer wieder Aufgaben übernehme, weil sich sonst niemand meldet, respektiere ich meine Bedürfnisse."

Mein persönlicher Klopfsatz

Auch wenn ich ...., damit

ich ....

Zu h) Haben Sie diese Anforderungen vielleicht von einem Familienmitglied oder jemand anderem übernommen?

Beispiel: „Auch wenn meine Eltern mir vorgelebt haben, dass andere immer wichtiger sind, entscheide ich jetzt, meine eigenen Entscheidungen zu treffen."

Mein persönlicher Klopfsatz

Auch wenn ...., dass

ich ....

Die vorgeschlagenen Sätze sagen Ihnen nichts? Auf der nächsten Seite finden Sie Ergänzungssätze. Bitte vervollständigen Sie die Satzfragmente spontan, wie es Ihnen in den Sinn kommt, und versehen Sie diese Sätze anschließend mit einem Stresswert. Oder nehmen Sie sich die Sätze aus der Checkliste „Symptome Hochsensibilität" vor (Kapitel „Was Hochsensibilität ist") und versehen Sie diese mit einem Stresswert. Bitte suchen Sie sich *einen* Satz mit einem hohen Stresswert heraus (ab 8 aufwärts) und klopfen Sie diesen Satz 14 Tage lang wie beschrieben, einmal täglich 3 bis 4 Runden. Falls Sie mehrere Sätze mit hohem Stresswert haben, nehmen Sie einfach irgendeinen. *Wo* Sie genau beginnen, ist nicht so wichtig, nur *dass* Sie beginnen.

Achten Sie bitte nach ca. 2 Wochen darauf, ob es Veränderungen in Ihnen oder in Ihrem Umfeld gibt. Wenn Sie das Gefühl haben, es gibt keine Veränderungen, dann sehen Sie sich „Tipps & Tricks" an.

Ergänzung

Ergänzen Sie die folgenden Satzfragmente spontan, wie es Ihnen gerade in den Sinn kommt. Die so entstandenen Sätze können Sie wieder klopfen.

Ergänzungssätze	**Stresswert?**
... überfordert mich	....
Immer, wenn ich mich überfordere, erkenne ich es daran, dass mein Körper ...	....
Ich fühle mich verantwortlich für ...	....
Ich bin zu erschöpft, um ...	....
Perfekt zu sein bedeutet für mich ...	....
Es ist mir schon zu viel, wenn ...	....
Im Berufsleben ist mir wichtig, dass ...	....

Ergänzungssätze	Stresswert?
Meine Kraft verlässt mich, weil ...	....
Ich bin so müde, weil ...	....
... schwächt mich	....
Das Wort „Schlaf“ verbinde ich mit ...	....
Mein Bestes zu geben bedeutet für mich ...	....
Ich habe ein schlechtes Gewissen, weil ...	....
Ich fühle mich machtlos, weil ...	....

Wenn Sie zu viel fühlen

Gefühle zu haben, sie wahrzunehmen, sich anderen mit den eigenen Gefühlen zu zeigen und ihnen und sich selbst die Gelegenheit zu geben, sich an diesen Gefühlen zu orientieren, fällt hochsensiblen Menschen häufig schwer.

Es gibt viele Varianten des Umgangs mit Hochsensibilität, z.B. können wir so von unseren Emotionen überwältigt werden, dass wir nicht mehr in der Lage sind, angemessene Entscheidungen zu treffen oder uns überhaupt angemessen zu verhalten. Wir können unserem Leben dann kaum eine Richtung geben, weil uns die Konsequenz in der Umsetzung fehlt oder wir uns dabei zu abhängig machen von den Gefühlen anderer (die häufig mit ihrem Verhalten über unsere Gefühle entscheiden). Dramatik bestimmt dann unser Leben.

So wie bei Johannes:

Johannes, 55, kam auf Empfehlung eines Bekannten zu mir. Er befand sich in einer tiefen Krise. Seine langjährige Partnerin Corinna hatte ihn vor einigen Monaten verlassen, und seitdem fühlte Johannes sich wie gestrandet, war kaum noch fähig, seine Arbeit als Informatiker auszuüben. Nachts lag er lange wach und grübelte darüber nach, ob er etwas hätte anders machen können und wie er seine Partnerin zurückgewinnen könnte.

Er schlief sehr schlecht, war tagsüber unausgeschlafen und unkonzentriert. Darüber hinaus entwickelte er körperliche Symptome: Sein Knie begann zu schmerzen, so dass ihm das Laufen zunehmend schwerfiel, er bekam Herzschmerzen und Atemprobleme. Medizinische Untersuchungen blieben jedoch ohne Befund.

Im Coaching stellte sich heraus, dass Johannes überhaupt keine Freunde hatte, er war ganz in der Partnerschaft mit Corinna aufgegangen. Die Partnerschaft selbst war eher schwierig gewesen. Corinna war ein sehr launischer, nicht sehr liebevoller Mensch und war Johannes häufig schroff und ungerecht begegnet. Trotz alledem liebte Johannes sie und wollte unbedingt weiter mit ihr zusammen sein.

Im Verlauf des Coachings stellte sich heraus, dass die partnerschaftliche Situation im Grunde eine Neuinszenierung seiner Kindheitserfahrungen war.

Johannes' Mutter war alleinerziehend gewesen und hatte wenig liebevolle Zuwendung für ihn übrig. In Johannes' Kindheit wurde weder gekuschelt noch geschmust. Seine Mutter nahm ihn nicht einmal in den Arm. Wenn es sich vermeiden ließ, wurde er nicht berührt.

Nach der Schule verbrachte Johannes den Nachmittag im Kinderhort, wo er häufig von anderen Kindern als „Heulsuse" oder „Memme" gehänselt wurde, weil er schnell weinte.

Zu Hause wurde er dann vor den Fernseher gesetzt und nach dem Abendessen in sein Zimmer geschickt. Für seine Nöte war kein Raum. So zog Johannes sich im Laufe der Zeit ganz in sich selbst zurück, weinte nie mehr und verstummte – auch innerlich. Er wur-

de sich selbst fremd, er hatte keinen Kontakt zu seinen Gefühlen. Er konzentrierte sich ganz auf die Bedürfnisse seiner Mutter und darauf, wie er sie sich gewogen machen könnte. Dieses Muster setzte er in der Partnerschaft mit Corinna fort.

Nach und nach fand Johannes im Coaching wieder einen Zugang zu eigenen Gefühlen, die er so lange ignoriert und nicht wahrgenommen hatte. Ihm wurde bewusst, wie traurig es ihn gemacht hatte, so wenig Zuwendung zu erhalten. Er war wie befreit, als er endlich wieder weinen konnte.

Johannes vermisste Corinna immer noch, aber ihm wurde allmählich klar, dass es in seiner Partnerschaft überhaupt keine Unterstützung gegeben hatte und es im Grunde genommen ein Segen für ihn war, dass sie fort war!

Nun hatte er endlich die Zeit, sich selbst zu entdecken und herauszufinden, was ihm Freude bereitete und was nicht. Die gesundheitlichen Schwierigkeiten verschwanden, und Johannes entdeckte, dass er das Wandern liebte, gerne in der Natur war. Später schloss er sich sogar einem Wanderverein an. Sein Leben veränderte sich vollständig.

Johannes‘ Beispiel zeigt, dass unsere Herkunft eine wichtige Rolle im Umgang mit den eigenen Gefühlen spielt. Als Säugling und Kleinkind erlernen wir über unsere Mutter bzw. über unsere Eltern, mit unseren Gefühlen zurechtzukommen. Wenn uns und unseren Gefühlen zu wenig Aufmerksamkeit geschenkt wird, bleiben sie uns fremd. Kinder imitieren ihre Eltern und eignen sich deren Verhaltensweisen an. Ist im Familiengefüge kein Platz für Emotionen (besonders nicht für „negative“), können Kinder den Umgang mit Gefühlen nicht lernen. Manchmal werden diese Verhaltensmuster über Generationen hinweg weitergegeben.

Oft werden die eigenen Gefühle als so überwältigend oder andersartig erlebt oder von außen als unangemessen bewertet, dass es einfacher scheint, sich gar nicht erst mit ihnen auseinanderzusetzen – kein Gefühl, kein Schmerz. Leider setzt man sich dadurch auf eine tickende Zeitbombe: So kann es zu körperlichen Symptomen und Krankheiten kommen. Mehr zu diesem Thema finden Sie im nächsten Kapitel „Wenn Sie chronisch krank sind“.

Übung

Zunächst befassen wir uns mit Ihrem Verhältnis zu Ihren Gefühlen. Bitte lesen Sie sich die Fragen durch und beantworten Sie sie. Mit dem Stresswert werden wir uns später beschäftigen. Beachten Sie bitte, dass Sie umso erfolgreicher sein werden, je plastischer Sie Ihre Gefühle beschreiben.

a) Wie nehmen Sie Ihre Gefühle wahr?	**Stresswert?**

b) Welche Gefühle können Sie nicht oder nur schwer wahrnehmen?	**Stresswert?**

c) Wie erleben Sie die Gefühle anderer Menschen?	Stresswert?
....	....

d) Können Sie Ihre Gefühle ausdrücken?	Stresswert?
....	....

e) Wie gehen Sie mit Wut um?	Stresswert?
....	....

f) Wie reagieren Sie, wenn andere Menschen aggressiv sind?	Stresswert?
....	....

g) Wie reagieren Sie, wenn andere Menschen über Gefühle sprechen wollen?	Stresswert?

h) Gibt es jemanden, dem Sie gerne einmal „eine reinschlagen" würden?	Stresswert?

i) Wie wurde in Ihrer Familie mit Gefühlen umgegangen?	Stresswert?

Bitte lesen Sie sich Ihre Antworten noch einmal durch und versehen Sie nun jeden Ihrer Sätze mit einem Stresswert auf einer Skala von 1 bis 10 (1: Das belastet mich fast gar nicht; 10: Das belastet mich sehr). Formulieren Sie bitte anschließend unten Ihre vollständigen Klopfsätze. Die Beispielsätze beziehen sich auf Johannes' Fallgeschichte.

Stören Sie sich nicht daran, wenn die Satzteile nicht zusammenzupassen bzw. sich zu widersprechen scheinen. (Wenn Sie beispielsweise unter Selbstablehnung leiden, kann der Satz „Auch wenn ich mich nicht liebe, liebe und akzeptiere ich mich voll und ganz" Wunder wirken!)

Zu a) Wie nehmen Sie Ihre Gefühle wahr?

Beispiele: „Auch wenn ich gar nicht weiß, was ich fühle, respektiere ich meine Gefühle."
„Auch wenn ich meine Gefühle nicht wahrnehmen kann, bin ich ein guter Mensch."

Mein persönlicher Klopfsatz

Auch wenn ....

....

Zu b) Welche Gefühle können Sie nicht oder nur schwer wahrnehmen?

Beispiele: „Auch wenn ich nicht wütend werden kann, respektiere ich mich selbst."
„Auch wenn ich es nicht aushalten kann, traurig zu sein, ist alles gut."

Mein persönlicher Klopfsatz

Auch wenn ....

....

Zu c) Wie erleben Sie die Gefühle anderer Menschen?

Beispiele: „Auch wenn ich die Gefühle anderer erlebe wie meine eigenen, gebe ich mir die Erlaubnis, mich abzugrenzen."
„Auch wenn mich die Gefühle anderer Menschen bedrohen, muss ich keine Angst haben."

Mein persönlicher Klopfsatz

Auch wenn ....

....

Zu d) Können Sie Ihre Gefühle ausdrücken?

Beispiele: „Auch wenn es mir schwerfällt, meine Gefühle zu zeigen, liebe und akzeptiere ich mich aus ganzem Herzen."
„Auch wenn ich nicht vor anderen weinen möchte, ist es in Ordnung."

Mein persönlicher Klopfsatz

Auch wenn ....

....

Zu e) Wie gehen Sie mit Wut um?

Beispiele: „Auch wenn ich nie wütend werde, akzeptiere ich mich so, wie ich bin."
„Auch wenn ich keine Wut fühle, erlaube ich mir jetzt, Wut zu spüren."

Mein persönlicher Klopfsatz

Auch wenn ....

....

Zu f) Wie reagieren Sie, wenn andere Menschen aggressiv sind?

Beispiele: „Auch wenn ich Angst habe, wenn andere aggressiv sind, akzeptiere ich das Leben."
„Auch wenn ich alles tue, damit Corinna nicht aggressiv wird, akzeptiere ich, dass es Dinge gibt, die ich nicht ändern kann."

Mein persönlicher Klopfsatz

Auch wenn ....

....

Zu g) Wie reagieren Sie, wenn andere Menschen über Gefühle sprechen wollen?

Beispiele: „Auch wenn es mich irgendwie ängstigt, wenn andere Gefühle zeigen, liebe und akzeptiere ich meine Unvollkommenheit."
„Auch wenn ich es nicht aushalten kann, wenn andere traurig sind, akzeptiere ich die Dinge, wie sie sind."

Mein persönlicher Klopfsatz

Auch wenn ....

....

Zu h) Gibt es jemanden, dem Sie gerne einmal „eine reinschlagen" würden?

Beispiele: „Auch wenn ich Corinnas neuem Partner gern eine reinschlagen würde, bin ich ein guter Mensch."
„Auch wenn ich so frustriert bin, dass ich Corinna eine reinschlagen möchte, akzeptiere ich meine Bedürfnisse."

Mein persönlicher Klopfsatz

Auch wenn ....

....

Zu i) Wie wurde in Ihrer Familie mit Gefühlen umgegangen?

Beispiele: „Auch wenn meine Mutter nicht wollte, dass ich weine, liebe und akzeptiere ich mich und meine Mutter."
„Auch wenn meine Mutter mir nie gezeigt hat, dass sie mich liebt, achte und respektiere ich meine Mutter."

Mein persönlicher Klopfsatz

Auch wenn ....

....

Im Anschluss finden Sie wieder Ergänzungssätze, die Sie spontan vervollständigen können. Versehen Sie diese Sätze anschließend mit einem Stresswert und klopfen Sie einen Satz mit einem Stresswert ab 8 aufwärts. Oder nehmen Sie sich die Fragen aus der Checkliste „Symptome Hochsensibilität" vor und versehen diese mit einem Stresswert. Falls Sie mehrere Sätze mit hohem Stresswert haben, nehmen Sie einfach irgendeinen.

Achten Sie bitte nach ca. 2 Wochen darauf, ob es Veränderungen in Ihnen oder in Ihrem Umfeld gibt. Wenn Sie das Gefühl haben, es gibt überhaupt keine Veränderungen, dann sehen Sie sich bitte das Kapitel „Tipps & Tricks" an.

Ergänzung

Ergänzen Sie die folgenden Satzfragmente spontan, wie es Ihnen gerade in den Sinn kommt. Die so entstandenen Sätze können Sie wieder klopfen.

Ergänzungssätze	**Stresswert?**
Ich bin deprimiert darüber, dass	....
Ich habe Angst,	....
Ich fühle mich schuldig, weil	....
Ich bin wütend darüber, dass	....
Ich bin eifersüchtig auf	....
... macht mich rasend	....
... finde ich eklig	....

Ergänzungssätze	**Stresswert?**
Mein Vater war/ist ...	....
Meine Mutter war/ist ...	....
Ich geniere mich für ...	....
Ich habe Angst vor ...	....
Ich fühle mich unsicher beim Gedanken an ...	....
Ich bin verwirrt, weil ...	....
Ich bin neidisch auf ...	....
Ich hasse ...	....
Ich erstarre zu Stein, wenn ...	....
Ich fühle mich beschämt, wenn ...	....

Ergänzungssätze	Stresswert?
Ich habe Sehnsucht nach ...	....
Liebe bedeutet für mich ...	....

Wenn Sie chronisch krank sind

Wenn nur der Körper nicht wäre! Der Körper ist ein ausgesprochen schwieriges Thema für hochsensible Menschen. Er ist ein Mysterium, umso mehr, wenn es sich um einen hochsensiblen Körper handelt, der vielleicht eher als Feind denn als Freund wahrgenommen wird.

So wie bei Tina:

Als Tina zu mir kam, war sie vollkommen verzweifelt. Sie litt unter Übergewicht, Schmerzen und Erschöpfung. Monatelang war sie von Arzt zu Arzt gelaufen. Alle Untersuchungen hatten nicht nur nichts ergeben, man behandelte sie vielfach auch wie eine Hypochonderin und nahm ihre Beschwerden nicht ernst!

Schließlich fand sie im Internet die Begriffe „Fibromyalgie" und „Hashimoto". Tina war unendlich erleichtert, sie hatte sich ihre Symptome nicht eingebildet! Ebenso war es eine große Entlastung für sie zu hören, dass diese beiden Autoimmunerkrankungen ganz typische Krankheiten sind, mit denen hochsensible Menschen aufgrund der permanenten Überforderung zu tun haben.

Im Coaching stellte sich heraus, dass Tina in ihrem Beruf als Assistentin schon seit Jahren über ihre Grenzen ging. In der kleinen Firma war sie die rechte Hand des Chefs, man verließ sich auf sie, und sie bemühte sich, die in sie gesetzten Erwartungen nicht zu enttäuschen. In letzter Zeit war es ihr jedoch immer weniger gelungen. Das hohe Arbeitspensum, die vielen Telefonate und die lange Arbeitszeit steckte sie nun sehr viel weniger leicht weg als in früheren Jahren. Früher hatte ihr der Job Spaß gemacht, sie empfand ihn als abwechslungsreich und interessant. Nie wusste sie am Morgen, was sie an diesem Tag erwarten würde. Nun war dies für sie eine Belastung. Die Woche über schleppte sie sich zur Arbeit, am Wochenende war sie oft krank. Die Ansprüche und Wünsche anderer empfand sie als anstrengend. Sie schlief schlecht und begann, mehr Fehler zu machen. Das fiel auch ihrem Arbeitgeber auf, und das gute Verhältnis, das sie bis dahin gehabt hatten, begann sich zu verändern.

Im Coaching wurde Tina klar, dass sie jahrelang, eigentlich schon immer, die Bedürfnisse ihres Chefs an die erste Stelle gesetzt hatte. Er war ein schwieriger Mensch, eine komplizierte Persönlichkeit, und sie kam am besten mit ihm zurecht, wenn sie alles tat, was er sagte, auch wenn seine Anweisungen häufig widersprüchlich und unsinnig waren. Das bedeutete für sie häufig sinnlose Mehrarbeit und unbezahlte Überstunden.

Tina reichte einen Antrag auf eine Kur in einer psychosomatischen Klinik ein und fing an, sich im Coaching mit ihrer Hochsensibilität zu beschäftigen. Sie stellte fest, dass der Beruf an sich einfach zu viele Stressoren mit sich brachte und dass es wohl Zeit war, sich nach einem anderen, ruhigeren Job umzusehen. Je mehr sich Tina ihrer Bedürfnisse bewusst wurde und begann, entsprechend zu agieren, umso mehr verschlechterte sich das Verhältnis zu ihrem Chef. Dank der EFT-Klopftechnik gelang es Tina immer erfolgreicher bei sich selbst zu bleiben, ihre Gefühle und Körperempfindungen wahrzunehmen und auf sich zu achten. Die Schmerzen wurden rasch besser. Nach und nach bemerkte sie, wie erschöpft sie eigentlich war. Schließlich wurde sie über einen längeren Zeitraum krankgeschrieben. Tina nutzte die Zeit gut, um sich über Fibromyalgie und Hashimoto zu informieren und mit anderen Betroffenen zu vernetzen.

Von der Kur kam sie mit vielen Ideen zurück. Sie wollte nur noch halbtags arbeiten, in ihrer Firma oder auch woanders. Eigentlich hätte sie aber gerne etwas anderes, weniger stressendes gemacht. Außerdem wollte sie gerne etwas Sinnvolles tun und andere Menschen unterstützen. Das Letzte, was ich von Tina hörte, war, dass sie nach einer geeigneten Coachingausbildung suchte.

Es ist natürlich für alle Menschen vorteilhaft, das Verhältnis zum eigenen Körper zu verbessern. Für hochsensible Menschen, deren ganzer Körper ein einziges Wahrnehmungsorgan ist, gilt das ganz besonders.

Aber – und das ist die gute Nachricht – wenn Sie Ihren Fokus ändern und Ihrem Körper liebevolle Aufmerksamkeit und Zuwendung schenken, hören Sie ganz automatisch auf, sich von und durch Ihren Körper gepeinigt zu fühlen. Oft bedeutet das, dass man erst lernen muss, den eigenen Körper und seine Bedürfnisse ernst zu nehmen. Das ist alles andere als leicht. Wie wir mit unserem Körper umgehen, hat sehr viel mit Selbstliebe zu tun.

Die Heilerin Barbara Ann Brennan glaubt, dass Krankheit im Körper entsteht, „wenn wir vergessen haben, wer wir sind, wenn wir den Kontakt mit unseren Wesensenergien verloren haben, mit denen wir unser Leben erschaffen" (Brennan, 1993, S. 32). Wir glauben, diesen oder jenen Schmerz nicht aushalten zu können, darum verdrängen wir ihn ins Unterbewusstsein, wo er mit anderen, ähnlichen Erfahrungen zu Gefühlsclustern erstarrt. Die Krux ist: Je besser es uns gelingt, negative Gefühle zu verdrängen, umso mehr spalten wir uns auch von unseren positiven Gefühlen ab. Kurzfristig mag es eine Lösung sein, Schmerz nicht zu fühlen, langfristig führt das Vermeiden von Schmerz zu weiterem Schmerz und letztendlich zu Krankheit.

Nach wissenschaftlichen Studien wird eine sensible Grundpersönlichkeit in Verbindung gebracht mit Angststörungen, Phobien, Zwangsstörungen, Hyperaktivität, Reizbarkeit, Migräne, Reizdarm, Erschöpfung (auf die ich im Kapitel „Wenn Sie erschöpft sind" besonders eingegangen bin), emotionaler Instabilität, Depressionen, Anorexie und Bulimie (Ahadi & Basharpoor, 2010).

Dies bedeutet jedoch nicht, dass alle hochsensiblen Menschen krank werden. Dies hängt ganz wesentlich davon ab, wie ein Mensch aufgewachsen ist. Empfindsame Kinder, die in ein schwieriges Umfeld hineingeboren werden, scheinen als Erwachsene eher unter gesundheitlichen Problemen zu leiden. Es ist nachvollziehbar, dass hochsensible Kinder die Schwierigkeiten in ihrem Umfeld viel deutlicher wahrnehmen und anders darauf reagieren als weniger sensible Kinder.

Ich habe in den letzten Jahren nur einen hochsensiblen Menschen kennengelernt, der sich nicht in der einen oder anderen Weise durch die eigene Empfindsamkeit beeinträchtigt fühlte und gar keinen Handlungsbedarf für sich sah. Dagegen habe ich sehr viele Menschen getroffen, die sich dadurch beeinträchtigt fühlten (wenn auch nicht in gleichem Umfang). In einem hochsensiblen Gesprächskreis, den ich einmal besuchte, ergab sich, dass von 12 Teilnehmerinnen bzw. Teilnehmern ein Viertel krank war, und zwar nicht nur erkältet, sondern vielleicht nie mehr arbeitsfähig. Ich halte diese Zahl für repräsentativ, aber das ist nur meine ganz und gar unwissenschaftliche Einschätzung.

Ob wir krank werden oder nicht und an welchen Symptomen wir leiden, hängt natürlich auch ganz wesentlich davon ab, wie wir leben, wie hoch der Grad unserer Erschöpfung ist (Problem Nummer 1 für hochsensible Menschen), wie viel Stress wir haben und wie wir mit dem Stress umgehen.

Übrigens habe ich in der Literatur den Hinweis gefunden, dass hochsensible Kinder, die in einem günstigen Umfeld aufwachsen, sich unter bestimmten Umständen als viel leistungsfähiger erweisen als andere Kinder (Boyce & Ellis, 2005; Ellis, Boyce & Jackson, 2006).

Da unser Körper zu uns gehört, ist es also vor allem wichtig, ihn zu lieben, zu nähren und gut für ihn zu sorgen. Ein erster Schritt in diese Richtung ist, den Stress in Bezug auf unseren Körper loszulassen.

Übung

Zunächst beschäftigen wir uns mit Ihrer Beziehung zu Ihrem Körper. Bitte beantworten Sie zuerst die Fragen, die ich hierzu für Sie vorbereitet habe, bevor Sie weiterlesen. Mit dem Stresswert werden wir uns später beschäftigen. Je ehrlicher und aufrichtiger Sie die Fragen beantworten, umso besser.

a) Welche Beziehung haben Sie zu Ihrem Körper?	**Stresswert?**
....	
....	
....	
....	....
....	
....	

b) Unter welchen körperlichen Schwierigkeiten/Krankheiten leiden Sie?	**Stresswert?**
....	
....	
....	
....	....
....	
....	

c) Gibt es bestimmte Symptome, mit denen Sie reagieren, wenn Sie in Stress geraten?	Stresswert?

d) Welche Konsequenzen ergeben sich aus Ihren Symptomen?	Stresswert?

e) Was werfen Sie Ihrem Körper vor?	Stresswert?

f) Wie behandeln Sie Ihren Körper?	Stresswert?

g) Wie behandelte Ihre Mutter Ihren Körper?	Stresswert?
....	....

Bitte lesen Sie sich Ihre Antworten noch einmal durch und versehen Sie nun jeden Ihrer Sätze mit einem Stresswert auf einer Skala von 1 bis 10 (1: Das belastet mich fast gar nicht; 10: Das belastet mich sehr).

Formulieren Sie bitte anschließend Ihre vollständigen Klopfsätze. Die Beispielssätze beziehen sich auf Tinas Geschichte.

Zu a) Welche Beziehung haben Sie zu Ihrem Körper?

Beispiele: „Auch wenn ich genervt bin, weil ich nicht so fit bin wie andere, akzeptiere ich meine Erschöpfung.“
„Auch wenn ich meinen Körper ablehne, liebe und akzeptiere ich mich selbst.“

Mein persönlicher Klopfsatz
Auch wenn ....

Zu b) Unter welchen körperlichen Schwierigkeiten/Krankheiten leiden Sie?

Beispiele: „Auch wenn mir wegen der Fibromyalgie alles weh tut, nehme ich meine Schmerzen an."
„Auch wenn ich so erschöpft bin, dass ich nicht arbeiten kann, ist alles gut."

Mein persönlicher Klopfsatz

Auch wenn ....

....

Zu c) Gibt es bestimmte Symptome, mit denen Sie reagieren, wenn Sie in Stress geraten?

Beispiele: „Auch wenn ich dauernd Schokolade futtern muss, wenn ich in Stress gerate, liebe und akzeptiere ich meine Bedürfnisse."
„Auch wenn ich Verstopfung bekomme, wenn ich in Stress gerate, ehre und respektiere ich meinen Körper."

Mein persönlicher Klopfsatz

Auch wenn ....

....

Zu d) Welche Konsequenzen ergeben sich aus Ihren Symptomen?

Beispiele: „Auch wenn ich zu erschöpft bin, um meine Freunde zu treffen, akzeptiere ich das Leben."
„Auch wenn ich zu erschöpft bin, um gut zu kochen und gut für mich zu sorgen, akzeptiere ich mich selbst."

Mein persönlicher Klopfsatz

Auch wenn ....

....

Zu e) Was werfen Sie Ihrem Körper vor?

Beispiele: „Auch wenn ich meinen Körper dafür ablehne, dass er nicht einfach funktioniert, akzeptiere ich mich selbst."
„Auch wenn ich meinen Körper zu dick finde, entscheide ich jetzt, dass ich den Körper habe, den ich brauche."

Mein persönlicher Klopfsatz

Auch wenn ....

....

Zu f) Wie behandeln Sie Ihren Körper?

Beispiele: „Auch wenn ich meinen Körper nicht gut behandele, wenn ich Fast Food esse, akzeptiere ich meine Bedürfnisse."
„Auch wenn ich meinen Körper nicht gut behandele, weil ich mir nicht genug Bewegung verschaffe, vertraue ich mir und meinem Körper."

Mein persönlicher Klopfsatz

Auch wenn ....

....

Zu g) Wie behandelte Ihre Mutter Ihren Körper?

Beispiele: „Auch wenn meine Mutter mir gesagt hat, dass ich eine Zimperliese bin, verzeihe ich mir und meiner Mutter."
„Auch wenn ich das Gefühl habe, dass meine Mutter sich nicht mit meinem Körper beschäftigen wollte, entscheide ich mich jetzt, meinen Körper anders zu behandeln."

Mein persönlicher Klopfsatz

Auch wenn ....

....

Im Anschluss finden Sie wieder Ergänzungssätze, die Sie vervollständigen können. Versehen Sie diese Sätze anschließend mit einem Stresswert und klopfen Sie einen Satz mit einem Stresswert ab 8 aufwärts. Oder nehmen Sie sich die Fragen aus der Checkliste „Symptome Hochsensibilität" vor und versehen diese mit einem Stresswert. Falls Sie mehrere Sätze mit hohem Stresswert haben, nehmen Sie einfach irgendeinen.

Achten Sie bitte nach ca. 2 Wochen darauf, ob es Veränderungen in Ihnen oder in Ihrem Umfeld gibt. Wenn Sie das Gefühl haben, es gibt überhaupt keine Veränderungen, dann sehen Sie sich bitte das Kapitel „Tipps & Tricks" an.

Ergänzung

Ergänzen Sie die folgenden Satzfragmente spontan, wie es Ihnen gerade in den Sinn kommt. Die so entstandenen Sätze können Sie wieder klopfen.

Ergänzungssätze	Stresswert?
Meinen Körper finde ich ...	....
Die Befindlichkeiten meines Körpers ...	....
...finde ich abstoßend	....
Mit meinem Körper bin ich ...	....
Meinem Körper schenke ich ...	....
Mein Körper ist für mich ...	....
Andere finden meinen Körper ...	....
Ich glaube nicht, dass ...	....
Ich hasse ...	....

Ergänzungssätze	**Stresswert?**
Die Symptome meines Körpers ...	....
Mein Körper lässt mich ...	....
Auf Stress reagiert mein Körper mit ...	....

Wenn Sie nicht loslassen können

Die Fähigkeit hochsensibler Menschen, Reize besonders schnell aufzunehmen, sie gründlich zu verarbeiten und schwer loszulassen, kann sich wie ein Hemmschuh für das eigene Leben auswirken.

So ging es Maik:

Maik hatte meine Adresse von seiner Freundin bekommen. Dem Coaching stand er zunächst äußerst skeptisch gegenüber, er kam wohl nur, um seiner Freundin gegenüber guten Willen zu demonstrieren.

Im Coaching gab er zu, dass nicht nur seine Freundin, sondern auch er selbst unter seiner depressiven und negativen Grundstimmung litt. Auch bei seiner Arbeit als Elektroinstallateur wurde er von den Kollegen häufig als „Miesepeter" tituliert. Maik litt sehr darunter, dass ihm kleine Bemerkungen, die andere achtlos machten, oft wochenlang nachgingen. So oder so beschäftigte er sich sehr viel mit seiner Vergangenheit.

Früher, fand er, war alles besser gewesen. Er hatte mehr Spaß gehabt, war weniger gestresst, das Leben war einfacher gewesen. Obwohl er schon seit einigen Jahren mit seiner Freundin Susanne zusammen war und sie liebte, dachte er oft an seine Exfreundin. Häufig begann er danach einen Streit mit Susanne.

Sein Leben schien nichts Schönes mehr zu enthalten. Alles regte ihn auf. Susanne verließ abends schon das gemeinsame Wohnzimmer, wenn er sich die Nachrichten ansah, weil sie seine ewigen Tiraden auf die Regierungspolitik und die Zustände im Land nicht mehr anhören wollte. Maik spürte, dass Susanne sich immer mehr von ihm abwandte. So stimmte er schließlich einem Coaching zu.

Da Maik Energiearbeit völlig fremd war, erklärte ich ihm zunächst die Zusammenhänge von Hochsensibilität und Stresserleben. Maik verstand, dass sein Stresslevel chronisch erhöht war und dass er nichts unternahm, um es zu senken. Nach der Arbeit saß er in der Regel vor den Fernseher, wo er ein paar Bier trank und sich kaum noch bewegte. Das war seine Art, abzuschalten.

Für Maik ging es in allererster Linie darum, sein chronisch erhöhter Stresslevel abzubauen und wieder auf ein normales Maß zu bringen. Als ich mit ihm die kleine Atemübung machte, fühlte er sich sofort besser und wollte zunächst gar nicht glauben, dass es so einfach sein kann. „Warum macht das dann nicht jeder?", fragte er mich ungläubig.

Beim Klopfen behandelten wir vorrangig die Gefühle für seine Exfreundin. Wie sich herausstellte, hatten diese mit einem Ereignis aus seiner Kindheit zu tun. Sein Vater hatte die Mutter verlassen, als er 4 Jahre alt war, und Maik war über diesen Verlust nie hinweggekommen.

Im Reframing schlug ich Maik vor, abends keine Nachrichten mehr im Fernsehen anzusehen und stattdessen mit seiner Partnerin einen Spaziergang zu machen. In der nächsten Sitzung war Maik wie verwandelt. Er erzählte, dass er das Gefühl habe, in einer neuen Partnerschaft zu sein, da er und Susanne jetzt mehr miteinander sprachen und auch mehr unternahmen. Maik führte die EFT-Technik tatsächlich jeden Tag durch. Susanne war begeistert, und auch den Arbeitskollegen fiel bald auf, dass sich Maik positiv verändert hatte. Nach einigen Monaten hatte sich der ehemalige Miesepeter in einen gut gelaunten, fröhlichen Menschen verwandelt, der mit Verwunderung auf sein früheres Leben zurücksah.

Die Fähigkeit, loslassen zu können, kann über unser ganzes Leben bestimmen. Wenn wir immer nur in der Vergangenheit leben, können wir die Gegenwart nicht schätzen – und entwickeln möglicherweise auch Angst vor der Zukunft. Wir sind nicht im Hier und Jetzt. Wir haben kein Vertrauen, weder zu uns noch zu unserer Wahrnehmung oder unserem Körper, auch nicht zum Leben an sich oder zu Gott.

Die Hochsensibilität schwingt immer im Hintergrund wie ein Grundton mit, der sich auf alle Aspekte unseres Lebens überträgt. Wenn wir uns aufgrund unserer Feinfühligkeit ablehnen und/oder uns von anderen Menschen vermittelt wird, dass wir oder die Empfindsamkeit „nicht in Ordnung" sind, können wir keine Selbstliebe entwickeln.

Dies bedeutet, dass uns von vornherein bestimmte Fähigkeiten fehlen, mit schwierigen Situationen im Leben angemessen umzugehen. Dies wiederum führt dazu, dass wir Schwierigkeiten und belastende Erlebnisse immer weiter anhäufen. Dabei wäre es wichtig, den Haufen abzutragen. Wenn dies jedoch nicht stattfindet, weil die emotionale Verarbeitung fehlt, wächst der Haufen weiter und weiter, und wir kommen zu der Überzeugung, dass wir kein Glück im Leben haben, benachteiligt wurden, nicht liebenswert sind etc.

Auch fehlende Selbstliebe prägt unser Leben. Sie entscheidet, welche Art von Beziehungen wir eingehen, welche Art von Arbeit wir ausüben, wie mit uns umgegangen wird und vermutlich auch, ob wir Krankheiten entwickeln oder nicht.

Aber keine Bange. Die Strategie ist: einen Fuß vor den anderen zu setzen – einen Satz nach dem anderen zu klopfen. Ich habe schon an anderer Stelle erwähnt, dass sich ähnliche Gefühlserfahrungen zu Clustern zusammenballen, es ist also durchaus möglich, durch einmaliges Klopfen verschiedene Erfahrungen gleichzeitig aufzulösen.

Übung

Zunächst geht es darum, herauszufinden, woran Sie „hängen" und was Sie nicht loslassen können. Bitte beantworten Sie zuerst die Fragen, die ich hierzu für Sie vorbereitet habe, bevor Sie weiterlesen. Mit dem Stresswert beschäftigen wir uns erst danach.

a) Was können Sie nicht vergessen?	**Stresswert?**
....	....

b) Worüber grübeln Sie häufig nach?	**Stresswert?**
....	....

c) Wem oder was können Sie nicht verzeihen?	Stresswert?
……………………………………………………………………………………	
……………………………………………………………………………………	
……………………………………………………………………………………	
……………………………………………………………………………………	…………………
……………………………………………………………………………………	
……………………………………………………………………………………	

d) Welche Ängste und Befürchtungen haben Sie?	Stresswert?
……………………………………………………………………………………	
……………………………………………………………………………………	
……………………………………………………………………………………	
……………………………………………………………………………………	…………………
……………………………………………………………………………………	
……………………………………………………………………………………	

e) Was vermissen Sie in Ihrem Leben?	Stresswert?
……………………………………………………………………………………	
……………………………………………………………………………………	
……………………………………………………………………………………	
……………………………………………………………………………………	…………………
……………………………………………………………………………………	
……………………………………………………………………………………	

f) Worüber machen Sie sich Sorgen?	Stresswert?
……………………………………………………………………………………	
……………………………………………………………………………………	
……………………………………………………………………………………	
……………………………………………………………………………………	…………………
……………………………………………………………………………………	
……………………………………………………………………………………	

g) Was würden Sie gerne loslassen und warum?	Stresswert?
....	....

Bitte lesen Sie sich Ihre Antworten noch einmal durch und versehen Sie nun jeden Ihrer Sätze mit einem Stresswert auf einer Skala von 1 bis 10 (1: Das belastet mich fast gar nicht; 10: Das belastet mich sehr). Formulieren Sie bitte anschließend Ihre vollständigen Klopfsätze. Die Beispielsätze beziehen sich auf Maiks Geschichte.

Zu a) Was können Sie nicht vergessen?

Beispiele: „Auch wenn ich immer an meine Ex denken muss, akzeptiere ich meine Gefühle."
„Auch wenn ich nicht vergessen kann, dass mein Vater einfach so weggegangen ist, vergebe ich meinem Vater."

Mein persönlicher Klopfsatz
Auch wenn ....
....

Zu b) Worüber grübeln Sie häufig nach?

Beispiele: „Auch wenn ich mich häufig frage, wo mein Vater jetzt ist, liebe und akzeptiere ich mich."
„Auch wenn ich mich frage, ob ich etwas hätte anders machen sollen, ist alles o.k."

Mein persönlicher Klopfsatz

Auch wenn ....

....

Zu c) Wem oder was können Sie nicht verzeihen?

Beispiele: „Auch wenn ich es meinem Vater nicht verzeihen kann, dass er uns verlassen hat, ist das Leben gut.“
„Auch wenn ich mir nicht verzeihen kann, dass ich oft an meine Ex denke, verzeihe ich mir.“

Mein persönlicher Klopfsatz

Auch wenn ....

....

Zu d) Welche Ängste und Befürchtungen haben Sie?

Beispiele: „Auch wenn ich die Befürchtung habe, dass Susanne von meiner negativen Einstellung die Nase voll hat, entscheide ich jetzt, diese Einstellung loszulassen.“
„Auch wenn ich die Befürchtung habe, das Leben nie wirklich genießen zu können, bin ich wertvoll für diese Gesellschaft.“

Mein persönlicher Klopfsatz

Auch wenn ....

....

Zu e) Was vermissen Sie in Ihrem Leben?

Beispiele: „Auch wenn es in meinem Leben keine Leichtigkeit gibt, erlaube ich mir jetzt, Leichtigkeit zu erleben.“
„Auch wenn mir das Vertrauen in die Zukunft fehlt, erlaube ich mir jetzt, zu vertrauen.“

Mein persönlicher Klopfsatz

Auch wenn ……………………………………………………………………………

……………………………………………………………………………………

Zu f) Worüber machen Sie sich Sorgen?

Beispiele: „Auch wenn mir die Zukunft dieses Landes Sorgen bereitet, akzeptiere ich die Dinge so, wie sie kommen.“
„Auch wenn ich mir Sorgen mache, ob andere Menschen sich auch schon von mir abgewandt haben, vergebe ich mir selbst meine Ängste.“

Mein persönlicher Klopfsatz

Auch wenn ……………………………………………………………………………

……………………………………………………………………………………

Zu g) Was würden Sie gerne loslassen und warum?

Beispiele: „Auch wenn ich die Gedanken an meine Ex loslassen möchte, um mehr in meiner jetzigen Partnerschaft zu sein, liebe und akzeptiere ich die Beziehung, die Susanne und ich haben.“

„Auch wenn ich meine negative Grundeinstellung loslassen möchte und mehr Vertrauen ins Leben finden will, ist es gut.“

Mein persönlicher Klopfsatz

Auch wenn ....

....

Im Anschluss finden Sie wieder Ergänzungssätze, die Sie spontan vervollständigen können. Versehen Sie diese Sätze anschließend mit einem Stresswert und klopfen Sie einen Satz mit einem Stresswert ab 8 aufwärts. Oder nehmen Sie sich die Fragen aus der Checkliste „Symptome Hochsensibilität“ vor und versehen diese mit einem Stresswert. Falls Sie mehrere Sätze mit hohem Stresswert haben, nehmen Sie einfach irgendeinen.

Achten Sie bitte nach ca. 2 Wochen darauf, ob es Veränderungen in Ihnen oder in Ihrem Umfeld gibt. Wenn Sie das Gefühl haben, es gibt überhaupt keine Veränderungen, dann sehen Sie sich bitte das Kapitel „Tipps & Tricks“ an.

Ergänzung

Ergänzen Sie die folgenden Satzfragmente spontan, wie es Ihnen gerade in den Sinn kommt. Die so entstandenen Sätze können Sie wieder klopfen.

Ergänzungssätze	Stresswert?
... will ich nicht loslassen	....
Manchmal wünsche ich mir ...	....
Ich hänge an ...	....
Ich muss einfach dauernd ...	....
Wenn ich an .... denke, fühle ich ...	....
Es hat mich gekränkt, dass ...	....
Meine Eltern ...	....
Gedanken an die Vergangenheit ...	....

Ergänzungssätze	Stresswert?
Ich sehne mich nach ...	....
Ich verurteile mich dafür, dass ich ...	....
Früher ...	....
Ich hasse, dass ich immer ...	....
Andere finden, dass ich ...	....
Meine Träume ...	....
In meinem Leben fehlt es mir an ...	....
Meine Erfahrungen zeigen ...	....

Ergänzungssätze	Stresswert?
In meiner Familie ...	....
Anstatt .... würde ich lieber ...	....
Um gerne zu leben, bräuchte ich ...	....

Wenn Sie perfekt sein wollen

Perfektion oder die Suche danach treibt viele hochsensible Menschen an und kann auch leicht zum Stolperstein werden. Der Versuch, perfekt sein zu wollen, perfekte Resultate zu erbringen, mündet meist in Stress, der dazu noch hausgemacht ist.

So erging es Lena:

Die 13-jährige Lena war eigentlich eine gute Schülerin, die gerne lernte und keine Schwierigkeiten in der Schule hatte. Jahrelang hatte sie gute Noten mit nach Hause gebracht.

Vor einem Jahr hatten sich die Dinge jedoch verändert. Alles begann mit einem Referat im Fach Politik. Lena tat sich ungewöhnlich schwer, den Stoff zu begreifen, und noch schwerer damit, ihn zu verarbeiten, so dass sie ein Gefühl der Unsicherheit beschlich, das sie auch die ganze Zeit nicht verließ, in der sie an dem Referat arbeitete. Die Note, eine 2–, lag unter dem, was sie als Einserkandidatin gewohnt war. Lena machte sich selbst Vorwürfe, keine bessere Note erzielt zu haben. Das sollte ihr nicht wieder passieren.

Von da an bereitete alles, was mit der Schule zu tun hatte, Lena Stress. Bald brauchte sie doppelt so lange für ihre Schulaufgaben, weil sie immer wieder verwarf, was sie geschrieben hatte. Noch abends im Bett dachte sie über ihre Hausaufgaben nach. Sie begann, schlechter zu schlafen, und eine allgemeine Unsicherheit machte sich in ihrem Leben breit. Die nächste Klassenarbeit wurde ein Fiasko. Lena war so aufgeregt, dass ihr zunächst überhaupt nichts einfiel, und als sie sich beruhigt hatte, blieb ihr nicht mehr sehr viel Zeit übrig für die Aufgabe. Wieder hatte sie ein schlechteres Ergebnis als erwartet abgeliefert. Lena machte sich die schlimmsten Vorwürfe. Ihrer Mutter fiel Lenas Veränderung und Unruhe auf und meldete sie bei mir zum Coaching an.

Als ich mit Lena in der Coachingsitzung die Unsicherheit beklopfte, stellte ich ihr die Frage, ob vor dem Referat etwas passiert war. Dabei kam heraus, dass kurze Zeit zuvor der Junge, in den sie verliebt war und der als ihr Freund galt, ihr eine SMS geschickt hatte, in der er ihr mitteilte, dass er jetzt mit ihrer Freundin zusammen sei. Für Lena war eine Welt zusammengebrochen, sie hatte gleichzeitig zwei Menschen verloren, denen sie vertraute. Sie fühlte sich wertlos, hässlich und schlapp.

Wir beklopften die Situation in mehreren Sitzungen. In der letzten Sitzung sagte Lena von sich aus während des Reframings, dass sie nun auch nicht weiter mit so einer Niete zusammen sein wolle, die per SMS Schluss machte. Mit Hilfe der Notfallpunkte kam sie nun auch in Tests und bei Arbeiten besser zurecht, und ihre schulische Leistung besserte sich. Sie fand neue Freunde, und ziemlich schnell tauchte auch ein Junge auf, den sie ganz toll fand ...

Perfektion oder die Suche danach hat im Kern etwas mit Angst vor Ablehnung zu tun, der Angst, nicht gut genug zu sein, nicht zu genügen.

Vielleicht ist das für viele hochsensible Menschen ein Thema, weil ihnen häufig Selbstliebe und Selbstvertrauen fehlen. Oft haben sie von Anfang an erfahren, dass sie „nicht in Ordnung“, „anders“, „zickig“,

„empfindlich" seien und sich anstellen. Unter diesen Umständen Selbstvertrauen aufzubauen, ist schwierig. Da liegt es nahe, zu versuchen, andere Menschen durch Leistung vom eigenen Wert zu überzeugen. Wir haben oft kein Bewusstsein dafür, dass wir wertvoll sind und ein Lebensrecht haben, einfach, weil wir *sind.* Stattdessen glauben wir, uns das Lebensrecht erst verdienen zu müssen, durch Leistung und Perfektion.

Oft stehen hinter dem Wunsch nach Anerkennung die Eltern, nach deren Anerkennung man sich, manchmal schon seit Kindertagen, sehnt. In manchen Fällen ist es auch nicht möglich, die Anerkennung der Eltern anders zu gewinnen als durch Leistung. Unsere Eltern haben selbst vielleicht nichts anderes kennengelernt.

Die EFT-Klopftechnik kann Ihnen dabei helfen, dies zu erkennen, und die Werte Ihrer Eltern von Ihren eigenen zu unterscheiden. Vielleicht finden Sie hier Ihren Satz, der einen Schalter für Sie und Ihr Leben umlegt. Das Potential ist jedenfalls vorhanden.

Übung

Warum müssen Sie perfekt sein? Um das herauszufinden, beantworten Sie zuerst die Fragen, die ich hierzu für Sie vorbereitet habe, bevor Sie weiterlesen. Mit dem Stresswert werden wir uns später beschäftigen.

a) Was empfinden Sie an sich als nicht perfekt?	**Stresswert?**
....	....

b) Wie wären Sie gerne?	**Stresswert?**
....	....

c) Und wie sind Sie stattdessen?	**Stresswert?**
....	....

d) Haben Sie das Gefühl, gut genug in Ihrem Job zu sein, oder müssen Sie noch weitere Spezialkenntnisse erwerben, um wirklich gut zu sein?	**Stresswert?**
....	....

e) Was haben Sie von Ihren Eltern über Perfektion und Leistung gelernt?	**Stresswert?**
....	....

f) Warum müssen Sie perfekt sein?	Stresswert?
....	....

g) Wessen Ablehnung fürchten Sie am meisten, wenn Sie ein nicht perfektes Ergebnis liefern?	Stresswert?
....	....

Bitte lesen Sie sich Ihre Antworten noch einmal durch und versehen Sie nun jeden Ihrer Sätze mit einem Stresswert auf einer Skala von 1 bis 10 (1: Das belastet mich fast gar nicht; 10: Das belastet mich sehr). Formulieren Sie bitte anschließend Ihre vollständigen Klopfsätze. Die Beispielsätze beziehen sich auf Lenas Geschichte.

Zu a) Was empfinden Sie an sich als nicht perfekt?

Beispiele: „Auch wenn ich mich hässlich fühle, bin ich schön."
„Auch wenn ich nur eine 2- für mein Referat bekommen habe, bin ich eine gute Schülerin."

Mein persönlicher Klopfsatz
Auch wenn ....

Zu b) Wie wären Sie gerne?

Beispiele: „Auch wenn ich lieber die Freundin von … sein möchte, bin ich ein Geschenk."
„Auch wenn ich gute Noten schreiben will, akzeptiere ich, dass meine Noten manchmal nicht so gut sind, wie ich möchte."

Mein persönlicher Klopfsatz

Auch wenn ……………………………………………………………………………

……………………………………………………………………………………

Zu c) Und wie sind Sie stattdessen?

Beispiele: „Auch wenn ich hässlich bin, bin ich ein tolles Mädchen."
„Auch wenn ich schlechte Noten schreibe, mag ich mich."

Mein persönlicher Klopfsatz

Auch wenn ……………………………………………………………………………

……………………………………………………………………………………

Zu d) Haben Sie das Gefühl, gut genug in Ihrem Job zu sein, oder müssen Sie noch weitere Spezialkenntnisse erwerben, um wirklich gut zu sein?

Beispiele: „Auch wenn ich noch mehr lernen müsste, bin ich schlau."
„Auch wenn ich mehr lesen müsste, um das, was ich nicht verstehe, zu kapieren, bin ich ein kluges Mädchen."

Mein persönlicher Klopfsatz

Auch wenn ……………………………………………………………………………

……………………………………………………………………………………

Zu e) Was haben Sie von Ihren Eltern über Perfektion und Leistung gelernt?

Beispiele: „Auch wenn für meine Eltern Arbeit an erster Stelle steht, ist es o.k., wenn ich lieber spielen gehe."
„Auch wenn meinen Eltern gute Noten wichtig sind, darf ich auch schlechte Noten schreiben."

Mein persönlicher Klopfsatz

Auch wenn ....

....

Zu f) Warum müssen Sie perfekt sein?

Beispiele: „Auch wenn meine Eltern nicht stolz auf mich sind, wenn ich eine schlechte Note heimbringe, bin ich voll cool."
„Auch wenn ich das Gefühl habe, ich darf keine schlechten Noten haben, werde ich von Mama und Papa geliebt."

Mein persönlicher Klopfsatz

Auch wenn ....

....

Zu g) Wessen Ablehnung fürchten Sie am meisten, wenn Sie ein nicht perfektes Ergebnis liefern?

Beispiele: „Auch wenn meine Eltern so tun, als mache ihnen das nichts aus, habe ich ein schönes Leben."

„Auch wenn ich von mir selbst enttäuscht bin, wenn meine Freundin eine bessere Note hat als ich, finde ich mich total gut.“

Mein persönlicher Klopfsatz

Auch wenn ....

....

Im Anschluss finden Sie wieder Ergänzungssätze. Versehen Sie diese Sätze anschließend mit einem Stresswert und klopfen Sie einen Satz mit einem Stresswert ab 8 aufwärts. Oder nehmen Sie sich die Fragen aus der Checkliste „Symptome Hochsensibilität“ vor und versehen diese mit einem Stresswert. Falls Sie mehrere Sätze mit hohem Stresswert haben, nehmen Sie einfach irgendeinen.

Achten Sie bitte nach ca. 2 Wochen darauf, ob es Veränderungen in Ihnen oder in Ihrem Umfeld gibt. Wenn Sie das Gefühl haben, es gibt überhaupt keine Veränderungen, dann sehen Sie sich bitte das (bereits erwähnte) Kapitel „Tipps & Tricks“ an.

Ergänzung

Ergänzen Sie die folgenden Satzfragmente spontan, wie es Ihnen gerade in den Sinn kommt. Die so entstandenen Sätze können Sie wieder klopfen.

Ergänzungssätze	Stresswert?
Ich war/bin entmutigt, weil ...	....
Mein Vater ...	....
Ich will ...	....
Wenn etwas nicht perfekt ist, ...	....
In meiner Familie war Leistung ...	....
Meine Mutter ...	....
Die Erwartungen anderer ...	....
Ich muss ...	....

Ergänzungssätze	Stresswert?
Ich hasse ...	
Ich fühle mich gut, wenn ...	
Beurteilungen/Bewertungen ...	
Mir wurde schon früh gesagt, dass ich ...	
Ich bin wütend, weil ...	
Ich weiß nicht genug, um ...	
Ich ertrage es nicht ...	
Ich habe nicht gelernt ...	

Ergänzungssätze	**Stresswert?**
Ich darf nicht ...	....
Ich habe Angst ...	....
Von mir wurde erwartet ...	....
Leistung ist ...	....
Perfektion bedeutet für mich ...	....

Wenn Sie sich nicht abgrenzen können

Abgrenzung fällt Hochsensiblen schwer. Vielleicht haben sie es schon früh gelernt, andere zufriedenstellen zu wollen, und die Überlebensstrategie gewählt, sich an den Bedürfnissen anderer zu orientieren statt an den eigenen. Da sie andere immer an erste Stelle setzen, hat dies verheerende Auswirkungen auf ihr Selbstwertgefühl und ihre Selbstachtung.

So ging es Rüdiger:

Der Familienvater und Manager der Einkaufsabteilung eines Kommunikationsunternehmens litt schon länger an Niedergeschlagenheit und Erschöpfung. Alles fiel ihm schwer.

Im Coaching stellte sich heraus, dass sein Arbeitstag nach dem anstrengenden Berufsalltag noch lange nicht vorbei war. Häufig fuhr er nach der Arbeit bei Freunden vorbei und half ihnen bei der Installation technischer Geräte, oder seine Frau bat ihn, ihre Zwillinge irgendwo abzuholen oder hinzufahren.

Am Wochenende wartete weitere Arbeit im Garten auf ihn. Der Garten war einst sein Rückzugsrefugium gewesen, dort machten sich nun aber die Kinder am Wochenende breit mit ihrem Trampolin und ihren Freunden. Häufig wurde Rüdiger gebeten, schnell mit dem Wagen zum Supermarkt zu fahren, um dort für ein spontanes Grillfest einzukaufen.

Erst im Coaching wurde Rüdiger klar, dass er überhaupt keinen Rückzugsraum mehr für sich selbst hatte und dass viele der Schwierigkeiten, die er in seinem Leben sah, darauf beruhten, dass er sich nicht abgrenzen, nicht Nein sagen konnte.

Beim Klopfen fiel Rüdiger ein, dass seine Mutter ins Krankenhaus gekommen war, als er 4 oder 5 Jahre war. Eine Tante sorgte in der Zeit für ihn und seinen Vater. Niemand sprach mit ihm über seine Mutter, und das herrische Wesen der Tante schüchterte den sensiblen Jungen so ein, dass er auch nicht zu fragen wagte und wochenlang in der Angst lebte, seine Mutter sei für immer fortgegangen. Und irgendwie glaubte er auch, das Verschwinden seiner Mutter sei seine Schuld. Als seine Mutter wiederkam, war er so erleichtert, dass er fortan alles tat, was sie von ihm verlangte, seine eigenen Wünsche und Bedürfnisse begrub und sich im Laufe des Erwachsenwerdens vollkommen auf seine Umwelt einstellte.

Eine Partnerin zu finden war schwierig gewesen. Zwar war er beliebt bei anderen, als Partner schien er jedoch meistens nicht in Frage zu kommen. Als Carola sich in ihn verliebte, konnte er es erst gar nicht glauben. Sie heirateten sehr schnell, und als die Zwillinge kamen, gab seine Frau ihre Arbeit auf, um sich besser um sie kümmern zu können. Die große Verantwortung, Alleinverdiener zu sein, lastete schwer auf ihm, aber er gab sich Mühe, ein guter Familienvater zu sein. Seiner Familie sollte es an nichts fehlen.

Während des Coachings wurde Rüdiger klar, dass seine mangelnde Fähigkeit, sich abzugrenzen, sich auf alle Bereiche seines Lebens erstreckte, auch auf den Beruf. Viele Arbeiten hätte er delegieren können, tat es aber nicht. Er übernahm auch häufig Aufgaben, die gar nicht in sein Gebiet fielen oder die andere ebenso hätten tun können (wie die Organisation der alljährlichen Firmenfeier).

Vor allem wurde ihm bewusst, dass die Niedergeschlagenheit und Erschöpfung daher rührte, dass er keinerlei Rückzugsmöglichkeiten hatte – vor allem in der Familie nicht.

Rüdigers erste Sofortmaßnahme war: Er fuhr mit seinem besten Freund 2 Wochen in die Alpen wandern – ohne die Familie. Das hatte er immer schon einmal machen wollen. Dabei dachte er darüber nach, in welchen Situationen er sich nicht abgegrenzt hatte und wie er sich in Zukunft verhalten wollte.

Als er aus dem Urlaub zurückkam, hatte er ein ganzes Paket an Änderungsvorschlägen für seine Familie: Den Zwillingen brachte er bei, die öffentlichen Verkehrsmittel zu benutzen, er dachte erst nach, bevor er Freunden Hilfe versprach, und entdeckte die Natur als Rückzugsraum für sich. Jedes Wochenende verbrachte er nun mehrere Stunden allein im Wald oder am Fluss. Anderen Menschen gefiel seine Veränderung nicht. Es dauerte eine Weile, bis seine Frau und seine Kinder akzeptierten, dass er nicht mehr einfach so zur Verfügung stand, aber Rüdiger ließ sich nicht beirren. Er hatte gelernt, seine eigenen Bedürfnisse wichtig zu nehmen.

Das Thema Abgrenzung ist eng verbunden mit dem Thema Verbindung. Wenn es schwer ist, sich mit anderen zu verbinden oder verbunden zu fühlen, kann es unter Umständen eine regelrechte Bedrohung darstellen, dass diese Verbindung durch bewusstes Abgrenzen und Distanz gefährdet wird.

Die Konfliktfähigkeit wird ebenfalls in Mitleidenschaft gezogen. Wie sollen Sie auch für sich selbst einstehen können, wenn Sie selbst sich und Ihre Wünsche und Bedürfnisse nicht wirklich wichtig nehmen? Wie sollen andere Sie respektieren und ernst nehmen, wenn Sie selbst es nicht tun?

Konflikte vermeiden viele hochsensible Menschen lieber, als sie durchzustehen. In einem Konflikt kommt so viel zusammen, nicht nur, dass man sich vielleicht abgrenzen muss. Nein, vermutlich werden Gefühle geweckt, die eher unangenehmer Art sind. Vielleicht wird man angeschrien, oder man schreit selbst jemanden an. Das muss ausgehalten werden.

Ziemlich häufig kann man sich auch für die Dauer des Konfliktes selbst nicht leiden. Auch das muss ausgehalten werden. Schließlich lauert hinter einem Konflikt immer das Schreckgespenst einer Trennung oder eines endgültigen Verlustes.

Wie gut können *Sie* Nein sagen? Vielleicht haben Sie selbst auch schon erlebt, dass andere Menschen Ihre Fähigkeit, gut zuhören zu können, nach Strich und Faden ausnutzen. Ihre Bereitwilligkeit, die Sorgen und Nöte anderer anzuhören, gilt als Freifahrtschein dafür, Sie als eine Art Abfalleimer zu nutzen, in den der andere nach Belieben den Müll aus dem seinem Kopf und Herzen hinwirft.

Haben andere sich erst einmal daran gewöhnt, dass Sie immer zur Verfügung stehen, müssen Sie sich oft stundenlang anhören, wie schlecht die Welt ist oder wie schlecht es der anderen Person geht und was sie für Ungerechtigkeiten erlitten hat. Am Ende wird es der anderen Person vermutlich besser gehen. Kein Wunder, *sie* hat ja auch ordentlich Dampf abgelassen. Der ist jetzt bei Ihnen gelandet. Ihnen wird es wohl weniger gut gehen als vorher.

Fühlen Sie sich dafür verantwortlich, dass es allen anderen gut geht? Dass alles gut läuft (egal, ob es sich gerade um Ihr ganz persönliches Projekt handelt oder nicht)? Sind Sie nicht die- oder derjenige, der oder die zuerst mit anpackt, die unbeliebtesten Aufgaben übernimmt, sich darum kümmert, dass alle sich wohlfühlen? Nur um sich selbst kümmern Sie sich entweder zuletzt oder überhaupt nicht – und das schadet Ihnen.

Zu lernen, sich selbst wichtig zu nehmen, die eigenen Bedürfnisse wahrzunehmen, ihnen Raum zu geben und sie zu befriedigen (notfalls auch gegen den Widerstand anderer), gehört zu den wichtigsten Aufgaben, die hochsensible Menschen lernen müssen.

Abgrenzung kann man lernen und üben. Als Allererstes möchte ich anregen, dass Sie bei nächster Gelegenheit sich nicht mehr melden, wenn es darum geht, Aufgaben zu übernehmen. Überlassen Sie das einfach einmal den anderen.

Solange *Sie* nichts ändern, werden die anderen auch nichts ändern. Sie übernehmen ja immer alles. Für die anderen ist das sehr praktisch, so sind sie aus dem Schneider. Wenn Sie für Aufgaben, Ämter etc. erst einmal nicht zur Verfügung stehen, werden das wohl andere Menschen tun müssen.

Nutzen Sie doch die Energie, die Sie dadurch übrig haben, zur Abwechslung einmal für sich selbst. Tun Sie sich etwas Gutes, verwöhnen Sie sich und Ihren Körper mit einem Spaziergang, einem Vollbad, einer Massage, oder erfreuen Sie Ihren Geist mit einer Lesung, einem Kinobesuch oder Ähnlichem. Feiern und würdigen Sie Ihren Mut zur Abgrenzung!

Übung

Als Erstes gilt es herauszufinden, welche der Situationen, in denen Sie sich nicht gut abgrenzen können, für Sie am unerträglichsten ist. Bitte beantworten Sie zuerst die Fragen, die ich hierzu für Sie vorbereitet habe.

a) In welchen Situationen können Sie sich nicht gut abgrenzen?	Stresswert?

b) Was passiert, wenn Sie sich abgrenzen?	Stresswert?

c) Unter welchen Umständen fühlen Sie sich ausgenutzt?	Stresswert?

d) Wie wichtig nehmen Sie die Bedürfnisse anderer Menschen?	Stresswert?

e) Gibt es Situationen, in denen Sie Ihre Bedürfnisse schlechter äußern können als in anderen?	Stresswert?

f) Warum haben die Bedürfnisse anderer Vorrang?	Stresswert?

g) Wie verhalten Sie sich in Auseinandersetzungen?	Stresswert?

h) Wie gehen Sie mit Verantwortung um?	Stresswert?

i) Können Sie benennen, wofür Sie sich verantwortlich fühlen?	Stresswert?
....	....

Bitte lesen Sie sich Ihre Antworten noch einmal durch und versehen Sie nun jeden Ihrer Sätze mit einem Stresswert auf einer Skala von 1 bis 10 (1: Das belastet mich fast gar nicht; 10: Das belastet mich sehr). Formulieren Sie bitte anschließend Ihre vollständigen Klopfsätze. Die Beispielsätze beziehen sich auf Rüdigers Geschichte.

Zu a) In welchen Situationen können Sie sich nicht gut abgrenzen?

Beispiele: „Auch wenn ich zusage, ... bei der Einrichtung zu helfen, obwohl ich keine Lust dazu habe, ehre und respektiere ich mich.“

„Auch wenn ich es zugelassen habe, dass mein Rückzugsraum im Garten einfach verschwindet, entscheide ich jetzt, mich in Zukunft anders zu verhalten.“

Mein persönlicher Klopfsatz
Auch wenn ....
....

Zu b) Was passiert, wenn Sie sich abgrenzen?

Beispiele: „Auch wenn ich Angst habe, dass andere sich von mir zurückziehen, nehme ich meine Ängste an.“

„Auch wenn ich nicht will, dass meine Kinder sauer auf mich sind, respektiere ich mich.“

Mein persönlicher Klopfsatz

Auch wenn ....

....

Zu c) Unter welchen Umständen fühlen Sie sich ausgenutzt?

Beispiele: „Auch wenn ich mich häufig wie der Chauffeur meiner Kinder fühle, entscheide ich jetzt, dass ich ein Anrecht auf ein eigenes Leben habe.“

„Auch wenn ich manchmal das Gefühl habe, ich bin hier das Dienstmädchen, akzeptiere ich mein Leben.“

Mein persönlicher Klopfsatz

Auch wenn ....

....

Zu d) Wie wichtig nehmen Sie die Bedürfnisse anderer Menschen?

Beispiele: „Auch wenn ich die Bedürfnisse anderer Menschen wichtiger nehme als meine eigenen, gebe ich meinen Bedürfnissen jetzt einen Raum.“

„Auch wenn meine Familie immer an erster Stelle kommt, bin ich ein wertvoller Mann.“

Mein persönlicher Klopfsatz

Auch wenn ....

....

Zu e) Gibt es Situationen, in denen Sie Ihre Bedürfnisse schlechter äußern können als in anderen?

Beispiele: „Auch wenn es mir schwerfällt, die Bitten meiner Freunde abzulehnen, weil ich das technische Know-how habe und sie nicht, habe ich das Recht, Bitten abzulehnen."
„Auch wenn ich weiß, dass meine Frau sauer ist, wenn ich die Kinder nicht abhole, kann ich es ertragen, wenn andere sauer auf mich sind."

Mein persönlicher Klopfsatz

Auch wenn ....

....

Zu f) Warum haben die Bedürfnisse anderer Vorrang?

Beispiele: „Auch wenn ich mich nicht wohlfühle, wenn andere sich nicht wohlfühlen, kann sich das ändern, wenn ich das will."
„Auch wenn ich denke, ich muss das machen, damit ich geliebt werde, liebe und akzeptiere ich mich voll und ganz."

Mein persönlicher Klopfsatz

Auch wenn ....

....

Zu g) Wie verhalten Sie sich in Auseinandersetzungen?

Beispiele: „Auch wenn ich alles dafür tue, damit es keine Auseinandersetzung gibt, ist es gut."
„Auch wenn ich in Auseinandersetzungen schnell einlenke, kann ich mich durchsetzen."

Mein persönlicher Klopfsatz

Auch wenn ....

....

Zu h) Wie gehen Sie mit Verantwortung um?

Beispiele: „Auch wenn ich Verantwortung übernehme für Dinge, für die ich keine Verantwortung habe, entscheide ich mich dafür, mich in Zukunft zurückzuhalten.“

„Auch wenn es mir schwerfällt, Verantwortung abzugeben, liebe und akzeptiere ich mich voll und ganz.“

Mein persönlicher Klopfsatz

Auch wenn ....

....

Zu i) Können Sie benennen, wofür Sie sich verantwortlich fühlen?

Beispiele: „Auch wenn ich das Gefühl habe alles wuppen zu müssen, akzeptiere ich mich.“

„Auch wenn ich mich dafür verantwortlich fühle, dass alle in meiner Familie es bequem haben, kann ich mich dafür ent scheiden, diese Verantwortung wieder abzugeben.“

Mein persönlicher Klopfsatz

Auch wenn ....

....

Im Anschluss finden Sie wieder Ergänzungssätze. Versehen Sie diese Sätze anschließend mit einem Stresswert und klopfen Sie einen Satz mit einem Stresswert ab 8 aufwärts. Oder nehmen Sie sich die Fragen aus der Checkliste „Symptome Hochsensibilität" vor und versehen diese mit einem Stresswert. Falls Sie mehrere Sätze mit hohem Stresswert haben, nehmen Sie einfach irgendeinen.

Achten Sie bitte nach ca. 2 Wochen darauf, ob es Veränderungen in Ihnen oder in Ihrem Umfeld gibt. Wenn Sie das Gefühl haben, es gibt überhaupt keine Veränderungen, dann sehen Sie sich bitte das Kapitel „Tipps & Tricks" an.

Ergänzung

Ergänzen Sie die folgenden Satzfragmente spontan, wie es Ihnen gerade in den Sinn kommt. Die so entstandenen Sätze können Sie wieder klopfen.

Ergänzungssätze	**Stresswert?**
Nein zu sagen ...	....
Andere wollen ...	....
Mir fehlt der Mut ...	....

Ergänzungssätze	Stresswert?
Ich darf .... nicht, weil	....
Es fällt mir schwer, ...	....
Mir wurde schon früh gesagt, dass ...	....
Meine Grenzen ...	....
... macht mich rasend	....
Ich fühle mich betrogen ...	....
Die Meinung anderer ...	....
Ich bin wütend, weil ...	....
Mein wirkliches Selbst zu zeigen ...	....
Die Erwartungen anderer ...	....

Ergänzungssätze	Stresswert?
Meine Grenzen deutlich zu ziehen ...	....
Manchmal wünsche ich mir ...	....
Meinen Raum zu schützen ...	....
Wenn ich sage, was ich wirklich fühle ...	....
Ich habe es nicht gelernt ...	....
Frei zu sein ...	....
Ich muss ...	....
Ich kann mich nicht gut abgrenzen, weil ...	....
Es ist nicht sicher, ...	....
Wenn ich wirklich tun würde, was ich möchte ...	....

Ergänzungssätze	Stresswert?
Mich selbst zu schützen ...	....
Ich weiß nicht wie ...	....
Bitten kann ich ...	....

Wenn Beziehungen schwierig sind

Die Beziehungen, die wir zu anderen Menschen haben, sind unterschiedlich, aber sie alle werden geprägt durch die Art und Weise, wie wir uns mit anderen Menschen verbinden. Im Weiteren soll es daher nicht nur um Liebesbeziehungen gehen, sondern um Beziehungen allgemein, oder besser gesagt, um unsere Fähigkeit, uns mit anderen Menschen verbinden zu können.

In einer über 72 Jahre laufenden Studie wurden 268 Menschen auf ihrem Lebensweg verfolgt, um herauszufinden, welche Faktoren ein gesundes und glückliches Leben begünstigen (Shenk 2009). Die Antwort liegt in „Verbindungen“: Wir müssen spüren können, dass wir für andere zählen, eine Rolle spielen, dass wir eine Verbindung zu etwas oder jemandem außerhalb des eigenen Selbst haben. Das Gefühl, zu jemandem oder einer Gruppe zu gehören, ist wichtig für Körper, Geist und Seele.

Für viele hochsensible Menschen ist dies ein heikles Thema voller Fallstricke.

So wie bei Stephanie:

Stephanie war die alleinerziehende Mutter der sechsjährigen Maja. Majas Vater hatte Stephanie und ihre Tochter kurz nach der Ge-

burt verlassen. Die ersten Jahre nach Majas Geburt waren sehr schwierig gewesen, und Stephanie war vollauf damit beschäftigt, sich und ihr Kind über Wasser zu halten.

Maja war ein sehr aufgewecktes und lebhaftes Kind, und Stephanie fühlte sich oft erschöpft und überfordert mit der alleinigen Verantwortung für ihre Tochter. Sie wünschte sich schon seit längerem einen neuen Partner. Aber die meisten Männer, mit denen sie sich einließ, wollten keine Frau mit einem Kind und machten sich, wenn nicht gleich „am Morgen danach", so doch immer innerhalb kürzester Zeit davon. Sie war schon drauf und dran, den Mut zu verlieren. „Ich verliebe mich immer in die Falschen", sagte sie und ließ den Kopf hängen.

Insgeheim gab sie Maja die Schuld daran, dass es mit dem Partner nicht klappte und verhielt sich ihrer Tochter gegenüber zunehmend gereizt und ungerecht. Gleichzeitig plagten sie deswegen Schuldgefühle. Manchmal musste sie Maja mangels Betreuungsgelegenheit auch mitnehmen, wenn sie sich mit einem Mann traf, worauf Maja zunehmend schwierig und bockig reagierte. Stephanie wurde klar, dass etwas geschehen musste. Sie lieh sich von einer Freundin das Geld für eine Coachingsitzung und kam zu mir mit dem erklärten Ziel, einen neuen Partner zu finden.

Im Coaching fokussierten wir uns anfangs darauf, zu untersuchen, was das für Männer waren, für die Stephanie sich interessierte. Stephanie wurde sehr schnell bewusst, dass sie nur auf schnellen und bequemen Sex aus waren, alle auf gewisse Weise mehr oder weniger unzugänglich waren, „ihr eigenes Ding laufen hatten", sich nicht wirklich für sie interessierten.

Beim Klopfen wurde ihr klar, dass dies der distanzierten Haltung und zerstreuten Aufmerksamkeit glich, die sie von ihrem Vater erhalten hatte. Vergeblich bemühte sie sich, von ihm Anerkennung zu erhalten. Unbewusst spürte sie, dass der Vater ihr eher ablehnend gegenüberstand. Ihre Mutter behandelte sie oft harsch und ungerecht. Sie war wohl nicht wirklich geplant gewesen, eigentlich hatten ihre Eltern vorgehabt, sich planlos durch die Welt treiben zu lassen. Ihre Geburt hatte dieses Vorhaben vereitelt.

Stephanies Eltern ließen sich später scheiden. Von ihrer Mutter erfuhr sie, dass eine andere Frau im Spiel gewesen war. Stephanie versuchte eine Zeit lang, den Kontakt zum Vater zu halten, gab später aber auf.

Nachdem wir im Coaching ausgiebig Stephanies Gefühle zu ihrem Vater beklopft hatten, merkte Stephanie, dass sie dabei war, Maja auf die gleiche Weise zu behandeln, wie ihr Vater sie behandelt hatte. Sie war entsetzt. Auf keinen Fall wollte sie das, was sie mit ihren Eltern erlebt hatte, in der nächsten Generation fortsetzen.

Während wir die Schuldgefühle beklopften, die sie ihrer Tochter gegenüber hatte, äußerte sie, dass sie ihrer Tochter eine gute Mutter sein wolle – sich aber auch einen neuen Partner wünsche.

Das Reframing wurde sehr ausführlich. Es ging zunächst darum, dass Stephanie genau beobachten sollte, wie die Männer sie behandelten, wenn sie sie umwarben, und wie sie auf welche Männer reagierte. Sie sollte nach anderen Orten suchen, an denen sie einen Partner finden konnte – nach Orten, die die Wahrscheinlichkeit, einen emotional zugänglichen Mann zu finden, erhöhen würde. Als ich vorschlug, die Eignung als Ersatzvater für Maja zu einem Auswahlkriterium zu machen, strahlte Stephanie.

Den größten Fortschritt machte Stephanie während des Reframings, als ihr klar wurde, dass sie selbst dafür sorgte, dass Maja und der potentielle Partner sich unversöhnlich gegenüberstanden und wie wichtig es war, dass sie mit ihrer Tochter sprach und ihr das Gefühl gab, dass sie für ihre Mutter unersetzlich sei.

Vielleicht, so überlegte sie, könne sie Maja auch ein gewisses Mitspracherecht bei der Eignung des Kandidaten einräumen ...

Froh und mit leuchtenden Augen verließ Stephanie meine Praxis. Ich bekam ein paar Monate später ein Urlaubsfoto von ihr und Maja, zusammen mit ihrem neuen Freund und dessen Sohn, einem Klassenkameraden von Maja.

In dem sehr schönen Buch *A General Theory of Love* (Lewis, Fari Amini & Lannon 2001) beschreiben die Autoren (übrigens alles Professoren) sehr eindrucksvoll, wie das Verhältnis zur Mutter sich quasi in die limbischen Strukturen im Gehirn einschreibt und fortan bestimmt, wie Liebe sich *anfühlt* und so den Verlauf des weiteren Lebens beeinflusst.

„Familie" ist somit oft ein Thema mit Gewicht, wenn es um Verbindung geht. Die Familie ist nach der Mutter oder einer anderen Bezugsperson die erste größere Bezugsgruppe, die Ihren Umgang mit allen anderen Bezugsgruppen, auf die Sie im Laufe Ihres Lebens treffen, prägen wird. In der Familie lernen Sie, wie die Welt funktioniert und was Sie zum Überleben brauchen.

Wenn wir uns selbst permanent als nicht in Ordnung erleben, können wir keinerlei Gefühl für unseren eigenen Wert entwickeln. Uns fehlen dann Selbstliebe und Selbstvertrauen. Die Wahrscheinlichkeit, dass wir andere Menschen anziehen, die ähnlich gepolt sind, ist groß. Damit steigt ebenso die Wahrscheinlichkeit, dass wir an unserer mangelnden Fähigkeit zur Verbindung scheitern – jedenfalls solange wir uns nicht gründlich mit uns selbst auseinandersetzen.

Außerdem ist es wahrscheinlich, dass empfindsame Menschen mit ihren besonderen Antennen für Zwischentöne und Unausgesprochenes überdeutlich wahrnehmen, was in dem Umfeld, in dem sie sich bewegen, tatsächlich vor sich geht. Auch dies kann zu dem Gefühl, nicht in Ordnung zu sein, führen, vor allem, wenn andere Menschen diese Wahrnehmung permanent verleugnen, in Frage stellen oder womöglich die Wahrnehmung des Hochsensiblen diffamieren. Vielleicht haben auch Sie häufig den Satz gehört „Das bildest du dir bloß ein!“?

Bedenken Sie auch, dass die Generation unserer Eltern und Großeltern in Zeiten des Krieges aufgewachsen ist, in Zeiten voller Unsicherheiten, Entbehrungen und emotionalem Mangel. Diesen Mangel haben sie meistens an uns, ihre Kinder und Enkel, weitergegeben – nur, dass wir leider nicht mehr ausmachen können, wie er entstanden ist.

Und – ganz wichtig – wenn Sie jahrelang das Gefühl haben, vollkommen allein zu sein, können Sie auch nicht begreifen, wie wichtig Sie für andere sind, welche Rolle Sie in ihrem Leben spielen, wie sehr sie Sie *lieben*. Sie wissen es womöglich nicht, weil diese Liebe schlicht und ergreifend am Panzer Ihrer Isolation abprallt und von Ihnen gar nicht wahrgenommen wird. Zudem ist es für Sie schwierig, sich in einer solchen Situation mit anderen Menschen zu verbinden, weil Sie sich immer selbst im Wege stehen und an Ihrem Wert für andere zweifeln.

Einmal bin ich in einem Internetforum auf einen wahrhaft erschütternden Wortwechsel zwischen zwei hochsensiblen Männern gestoßen. Der eine von ihnen hatte sich seine Hochsensibilität als Überlebensstrategie angeeignet, da er in einem Familienumfeld aufgewachsen war, in dem er scheinbar ständig auf der Hut sein musste, nie in Sicherheit sein konnte. Auch dies führt zwangsläufig zu späteren Verbindungsschwierigkeiten. Wie kann man Kontakt mit anderen Lebewesen aufnehmen, wenn man von Kindesbeinen an gelernt hat, dass von anderen Menschen wenig Gutes kommt?

Zugegebenermaßen ist dies ein sehr krasses Beispiel. Die meisten Menschen wachsen nicht so auf. Doch nicht umsonst haben so viele hochsensible Menschen einen unglaublichen Leidensdruck. Es liegt ja nahe, dass sie diesen vermutlich gar nicht entwickelt hätten, wenn sie glücklich aufgewachsen wären.

Ein kleiner Exkurs in Sachen Bindungsmuster: Die Daten, die ich diesbezüglich für Deutschland fand, variierten stark. Als sicher gelten zwischen 50 und 70 % aller Bindungen, als unsicher-vermeidend zwischen 10 und 40 %, als unsicher-ambivalent zwischen 8 und 20 % und als unsicher-desorganisiert bis zu 5 %. Das macht schon nachdenklich ...

Als ein weiterer Stolperstein erweist sich vermutlich auch häufig unser Unvermögen, unsere Bedürfnisse wahrzunehmen, zu ihnen zu stehen und sie auszudrücken. Da viele von uns schon von Anfang an gelernt haben, die Bedürfnisse anderer wichtiger zu nehmen als die eigenen, tun wir uns auch oft schwer damit, (rechtzeitig) Grenzen zu setzen.

Manchmal leben wir ein regelrecht fremdbestimmtes Leben, wenn uns die Verbindung zu uns selbst fehlt.

Damit wächst auch die Wahrscheinlichkeit, dass wir unnötig lange in unbefriedigenden (und häufig auch ungesunden) Beziehungen ausharren, in denen wir uns mit dem arrangieren, was uns andere vorgeben, und/oder indem wir uns selbst einreden, dass wir es so wollen. Dies ist z.B. der Fall, wenn Sie nur Affären haben, sich eigentlich aber Liebe wünschen und unter der rein sexuellen Ausrichtung der Verbindung leiden oder wenn Sie in unbefriedigenden platonischen Verhältnissen verharren, bloß um den anderen nicht zu verlieren.

Es ist schon ein wenig sonderbar, dass Hochsensible trotz ihrer Empfindlichkeit in der Lage sind, sehr großes Leid zu ertragen. Ihre Toleranzschwelle ist unglaublich hoch – kann aber glücklicherweise gesenkt werden.

Als schwierig kann sich auch erweisen, dass ein hochsensibler Mensch mit seinen intensiven Gefühlen und seiner ausgeprägten Phantasie in Verbindungen viel mehr hineininterpretiert als tatsächlich da ist. Das bedeutet, dass Sie sich der anderen Person häufig mehr verbunden fühlen als umgekehrt. Für Sie kann sich das anfühlen wie eine permanente Ablehnung Ihrer Person und dazu führen, dass Sie neue Verbindungen (gleich welcher Art) nur noch zögerlich eingehen und von vornherein Distanz halten.

Wenn Sie sich mit jemandem verbinden, bedeutet dies ja auch, dass Sie das Gefühl haben, den Wert dieses Menschen zu erkennen. Umgekehrt hängt der Wert der Verbindung für Sie davon ab, wie sehr Sie als Mensch wahrgenommen werden. Wenn Sie wahrgenommen werden, dann werden Sie auch akzeptiert, so wie Sie sind; mit all Ihren Einschränkungen als hochsensibler Mensch, mit all Ihren Verletzungen, mit all Ihrer Bedürftigkeit.

Sich die eigene Bedürftigkeit einzugestehen ist schwer und schmerzlich. Die Erfahrung, vorbehaltlos angenommen zu werden, hätten wir eigentlich als Kinder machen sollen, wenn alles gut gelaufen wäre. Wenn dies nicht der Fall war, suchen wir unser Leben lang nach dieser Erfahrung. Das, was wir als Kinder nicht bekommen konnten, wollen wir jetzt haben.

Letzten Endes kann man es drehen und wenden, wie man will, man kommt doch immer wieder auf die fehlende Selbstliebe zurück. Sie ist der Schlüssel zu allem, was wir erfahren und erleben.

Haben wir nicht die Erfahrung gemacht, um unserer selbst willen angenommen zu werden, können wir keine Selbstliebe entwickeln. Und solange wir ohne Liebe für uns selbst sind, werden wir versuchen, das Gefühl von Akzeptanz und Angenommensein, nach dem wir uns im Grunde unseres Herzens verzweifelt sehnen, von anderen Menschen zu bekommen. Und damit laden wir jede Menge fiese Eindringlinge in unser Herz ein.

Noch schlimmer: Wir gewähren anderen Menschen Macht über uns: die Macht dafür zu sorgen, wie gut oder schlecht wir uns fühlen.

Dies ist ein weiterer Grund dafür, dass Sie ungemein davon profitieren können, wenn Sie lernen, sich selbst anzunehmen und zu lieben.

Übung

Als Erstes gilt es, herauszufinden, wie Ihre Beziehungen zu anderen aussehen. Bitte beantworten Sie zuerst die Fragen, die ich hierzu für Sie vorbereitet habe, bevor Sie weiterlesen. Mit dem Stresswert werden wir uns später beschäftigen.

a) Wie sind Ihre Beziehungen zu anderen Menschen?	**Stresswert?**

b) Was empfinden Sie als schwierig im Umgang mit anderen?	**Stresswert?**

c) Womit verbinden Sie sich (mit Menschen, Orten, Tieren ...)?	**Stresswert?**

d) Wenn Sie sich nicht mit Menschen verbinden (möchten), warum nicht?	Stresswert?
....	....

e) Welche Erfahrungen haben Sie mit Liebe gemacht?	Stresswert?
....	....

f) Wie fühlen Sie sich beim Gedanken an Nähe?	Stresswert?
....	....

g) Wie fühlen Sie sich beim Gedanken an Intimität?	Stresswert?
....	....

h) Wie fühlen Sie sich auf Familienfesten und warum?	Stresswert?
………………………………………………………………………………	
………………………………………………………………………………	
………………………………………………………………………………	
………………………………………………………………………………	……………
………………………………………………………………………………	
………………………………………………………………………………	

i) Gibt es Brüche in Ihrer Verbundenheit mit bestimmten Familienmitgliedern? Wenn ja, seit wann und warum?	Stresswert?
………………………………………………………………………………	
………………………………………………………………………………	
………………………………………………………………………………	
………………………………………………………………………………	……………
………………………………………………………………………………	
………………………………………………………………………………	

j) Welche Bindungsgeschichte hat Ihre Familie?	Stresswert?
………………………………………………………………………………	
………………………………………………………………………………	
………………………………………………………………………………	
………………………………………………………………………………	……………
………………………………………………………………………………	
………………………………………………………………………………	

k) Wie empfinden Sie Ihren Arbeitskollegen und Ihrem Chef gegenüber?	Stresswert?
………………………………………………………………………………	
………………………………………………………………………………	
………………………………………………………………………………	
………………………………………………………………………………	……………
………………………………………………………………………………	
………………………………………………………………………………	

Bitte lesen Sie sich Ihre Antworten noch einmal durch und versehen Sie nun jeden Ihrer Sätze mit einem Stresswert auf einer Skala von 1 bis 10 (1: Das belastet mich fast gar nicht; 10: Das belastet mich sehr). Formulieren Sie bitte anschließend Ihre vollständigen Klopfsätze. Die Beispielsätze beziehen sich auf Stephanies Geschichte.

Zu a) Wie sind Ihre Beziehungen zu anderen Menschen?

Beispiele: „Auch wenn ich meiner Tochter gegenüber ungerecht bin, liebe und respektiere ich meine Gefühle."
„Auch wenn ich mich immer in die Falschen verliebe, ist es gut."

Mein persönlicher Klopfsatz

Auch wenn ....

....

Zu b) Was empfinden Sie als schwierig im Umgang mit anderen?

Beispiele: „Auch wenn ich das Gefühl habe, mit einem Kind will mich keiner, kann ich entscheiden, dass es keine Rolle spielt."
„Auch wenn ich Männern gegenüber unsicher bin, bin ich stark."

Mein persönlicher Klopfsatz

Auch wenn ....

....

Zu c) Womit verbinden Sie sich (Menschen, Orten, Tieren ...)?

Beispiele: „Auch wenn ich mit niemandem richtig verbunden bin, kann ich jetzt entscheiden, mich zu verbinden."
„Auch wenn ich am liebsten am Meer bin, ist alles richtig so."

Mein persönlicher Klopfsatz

Auch wenn ....

....

Zu d) Wenn Sie sich nicht mit Menschen verbinden (möchten), warum nicht?

Beispiele: „Auch wenn ich Angst habe, enttäuscht zu werden, bin ich gut, so wie ich bin."
„Auch wenn ich Angst davor habe, abgewiesen zu werden, nehme ich meine Ängste an."

Mein persönlicher Klopfsatz

Auch wenn ....

....

Zu e) Welche Erfahrungen haben Sie mit Liebe gemacht?

Beispiele: „Auch wenn meine Erfahrungen mit Liebe eine Katastrophe sind, nehme ich meine Erfahrungen an."
„Auch wenn ich mich immer in die Falschen verliebe, vertraue ich darauf, dass alles richtig ist."

Mein persönlicher Klopfsatz

Auch wenn ....

....

Zu f) Wie fühlen Sie sich beim Gedanken an Nähe?

Beispiele: „Auch wenn ich gerne einem Mann nah wäre, bin ich eine gute Mutter."
„Auch wenn ich Angst habe, wieder verletzt zu werden, nehme ich mich von ganzem Herzen an."

Mein persönlicher Klopfsatz

Auch wenn ....

....

Zu g) Wie fühlen Sie sich beim Gedanken an Intimität?

Beispiele: „Auch wenn ich gerne mit einem Mann intim wäre, mag ich mich."
„Auch wenn mir Intimität mit einem Mann unerreichbar erscheint, akzeptiere ich die Geschenke des Lebens."

Mein persönlicher Klopfsatz

Auch wenn ....

....

Zu h) Wie fühlen Sie sich auf Familienfesten und warum?

Beispiele: „Auch wenn ich nicht gerne auf Familienfeste gehe, weil mir der Umgang mit anderen schwerfällt, liebe ich mich und meine Familie."

„Auch wenn ich Familienfeste meide, weil ich meine Mutter nicht sehen will, vergebe ich mir und meiner Mutter."

Mein persönlicher Klopfsatz

Auch wenn ....

....

Zu i) Gibt es Brüche in Ihrer Verbundenheit mit bestimmten Familienmitgliedern? Wenn ja, seit wann und warum?

Beispiele: „Auch wenn ich jetzt praktisch keinen Kontakt mehr zu meinem Vater habe, weil ich es leid war, den Kontakt aufrechtzuerhalten, liebe und akzeptiere ich meinen Vater."

„Auch wenn ich es meinem Vater irgendwie vorwerfe, fremdgegangen zu sein und damit die Familie zerstört zu haben, vergebe ich meinem Vater und mir selbst."

Mein persönlicher Klopfsatz

Auch wenn ....

....

Zu j) Welche Bindungsgeschichte hat Ihre Familie?

Beispiele: „Auch wenn Beziehungen in meiner Familie sowieso schwierig sind, entscheide ich mich jetzt, dass es für mich anders laufen kann."

„Auch wenn in meiner Familie Beziehungen nicht halten, ist das o.k."

Mein persönlicher Klopfsatz

Auch wenn ....

....

Zu k) Wie empfinden Sie Ihren Arbeitskollegen und Ihrem Chef gegenüber?

Beispiele: „Auch wenn ich nicht gerne bei Kunden anrufe, vergebe ich mir selbst."
„Auch wenn ich meinen Chef am liebsten von hinten sehe, bin ich froh, eine Arbeit zu haben."

Mein persönlicher Klopfsatz

Auch wenn ....

....

Im Anschluss finden Sie wieder Ergänzungssätze. Versehen Sie diese Sätze anschließend mit einem Stresswert und klopfen Sie einen Satz mit einem Stresswert ab 8 aufwärts. Oder nehmen Sie sich die Fragen aus der Checkliste „Symptome Hochsensibilität" vor und versehen diese mit einem Stresswert. Falls Sie mehrere Sätze mit hohem Stresswert haben, nehmen Sie einfach irgendeinen.

Achten Sie bitte nach ca. 2 Wochen darauf, ob es Veränderungen in Ihnen oder in Ihrem Umfeld gibt. Wenn Sie das Gefühl haben, es gibt überhaupt keine Veränderungen, dann sehen Sie sich bitte das Kapitel „Tipps & Tricks" an.

Ergänzung

Ergänzen Sie die folgenden Satzfragmente spontan, wie es Ihnen gerade in den Sinn kommt. Die so entstandenen Sätze können Sie wieder klopfen.

Ergänzungssätze	Stresswert?
Niemand versteht, dass ...	....
Es fällt mir schwer, mich mit anderen Menschen zu verbinden, weil ...	....
Um mich verbunden zu fühlen brauche ich ...	....
Ich fühle mich verantwortlich für ...	....
Ich sehne mich nach ...	....
Meine Erfahrungen mit Liebe sind ...	....

Ergänzungssätze	Stresswert?
Andere Menschen finde ich oberflächlich, weil ...	....
Ich hasse ...	....
Mit meiner Mutter verbindet mich ...	....
... macht mich rasend	....
Auch wenn es mir unmöglich scheint, mich zu verbinden mit ...	....
Ich fühle mich wie eine Schauspielerin, weil ...	....
Meine Ansprüche an einer Partnerschaft sind ...	....
Ich bin genervt ...	....

Ergänzungssätze	Stresswert?
Ich wünsche mir, verbunden zu sein mit ...	....
In Gegenwart anderer Menschen fühle ich mich ...	....
Ich bleibe lieber allein, weil ...	....
Ich habe ein schlechtes Gewissen, weil ich mich nicht verbinden kann mit ...	....
Ich fühle mich zurückgewiesen, wenn ...	....
Ich respektiere mich selbst nicht, wenn ...	....
Menschen sind ...	....
Ich verliere den Boden unter den Füßen, wenn ...	....

Ergänzungssätze	Stresswert?
Ich habe Angst ...	....
Im Zusammensein mit anderen ist mir wichtig, dass ...	....
Ich fühle mich zurückgewiesen, wenn ...	....
Ich wäre gerne wie ...	....
Anstatt .... würde ich lieber ...	....
Manchmal wünsche ich mir, dass ...	....
Mit dem Wort „Familie" verbinde ich ...	....

Tipps & Tricks

In diesem Kapitel geht es darum, wie Sie die Klopferfahrung für sich selbst noch besser gestalten können und was Sie tun können, wenn Sie das Gefühl haben, nicht weiterzukommen.

Brücke

Unter einer Brücke versteht man die Verbindung zweier Klopfdurchgänge. Durch die Brücke werden die beiden Gehirnhälften miteinander verbunden, wodurch die Wirkung der EFT-Klopftechnik intensiviert wird (Sie selbst merken davon beim Klopfen nichts).

- Klopfen Sie erst einen Durchgang.
- Beklopfen Sie dann den Serienpunkt.
- Schließen und öffnen Sie während des Klopfens die Augen.
- Beklopfen Sie den Serienpunkt immer weiter. Rollen Sie die Augen einmal links- und einmal rechts herum (versuchen Sie, dabei das Problem zu benennen).
- Zählen Sie von 1 bis 5, während Sie klopfen.
- Summen Sie ein paar Takte einer Melodie (z.B. „Happy Birthday"). Zählen Sie noch einmal von 1 bis 5. Klopfen Sie währenddessen immer weiter auf den Serienpunkt.
- Starten Sie dann den zweiten Klopfdurchgang (beginnend bei der inneren Augenbraue).

Ziemlich skurril, oder? Wenn Ihnen dieses Prozedere nicht gefällt, können Sie es auch weglassen. Dann sagen Sie Ihren Set-up-Satz 3-mal hintereinander auf und klopfen anschließend 3 bis 4 Runden von der inneren Augenbraue bis zur Handkante. Vergessen Sie das Ausatmen nicht. Auch hierfür habe ich im Netz für Sie einen Mitklopfclip hinterlegt. Der Link lautet folgendermaßen:

https://youtu.be/S2e9OitlrHE

Körperliche Symptome klopfen

Meine Empfehlung an Sie war ja, die Stresswertbeurteilung weitestgehend außen vor zu lassen. Anders sieht es aus, wenn Sie körperliche Symptome bearbeiten, z.B. Kopfschmerzen oder Übelkeit. Diese wollen Sie ja nicht 2 Wochen lang mit sich herumschleppen, sondern sofort auflösen! In diesem Fall machen Sie vorher eine Stresswertbeurteilung und klopfen so lange, bis sich das Symptom aufgelöst hat. Zwischendurch müssen Sie dabei den Stresswert immer wieder überprüfen.

Den Schmerz jagen

Möglicherweise machen Sie dabei Bekanntschaft mit dem Phänomen: den Schmerz jagen.

Der Schmerz hat die Eigenart, sich an immer neue Stellen im Körper zu verlagern. Da sich der Stresswert dabei jedoch häufig verringert, ist es wichtig, ihn immer wieder neu zu überprüfen.

Spezifisch werden

Der Erfolg beim Klopfen ist umso höher, je genauer Sie Ihren Klopfsatz formulieren. Dafür gibt es einen Trick:

Angenommen, Ihr Symptom ist „Beklemmung" und Sie haben den Satz „Auch wenn ich gerade unter Beklemmung leide, liebe und akzeptiere ich mich voll und ganz" 3- bis 4-mal geklopft, spüren aber keinerlei Veränderung, dann fragen Sie sich: Welche Farbe könnte Ihr Symptom haben?

Nehmen Sie bitte die erste Farbe, die Ihnen in den Sinn kommt, überlegen Sie nicht lange, es gibt hier kein Richtig und Falsch. Fügen Sie diese Farbe dem Symptom hinzu. Angenommen, Ihnen fällt die Farbe „grau" ein, dann würde Ihr Satz jetzt lauten: „Auch wenn ich unter grauer Beklemmung leide, liebe und akzeptiere ich mich voll und ganz."

Klopfen Sie zwei Runden mit diesem Satz und achten Sie auf die Veränderungen. Wie der Schmerz verändert sich auch die Farbe häufig bei mehrmaligem Klopfen.

Oft hilft es, so spezifisch wie nur möglich zu werden. Wenn Sie noch weiter beschreiben können, wie Ihr Symptom sich für Sie anfühlt (z.B. eckig, rund, stachelig, hohl, spitz ...), formulieren Sie daraus wieder einen Klopfsatz: „Auch wenn ich unter (Adjektiv + Farbe + Symptom) leide, liebe und akzeptiere ich mich voll und ganz." Der Beispielsatz würde jetzt lauten: „Auch wenn ich unter grauer, enger Beklemmung leide, liebe und akzeptiere ich mich voll und ganz."

Bitte denken Sie daran, dass immer dann, wenn sich etwas entscheidend verändert (z.B. dass in diesem Fall die Beklemmung nicht mehr grau ist, sondern gelb), Sie ein neues Set-up machen müssen: „Auch wenn ich unter gelber Beklemmung leide, liebe und akzeptiere ich mich voll und ganz." Dies ist eine äußerst effektive Methode, körperliche Symptome zu klopfen.

Aspekte klopfen

Eine sehr schöne Variation des ganz einfachen Klopfens von Sätzen ist es, wenn Sie dabei verschiedene Aspekte miteinbeziehen. Nehmen wir zum Beispiel den Satz: „Mir ist alles schnell zu viel.“ Sie stimmen sich wie üblich ein, z.B. mit dem Satz: „Auch wenn mir alles schnell zu viel ist, liebe und akzeptiere ich mich voll und ganz.“ An der Augenbraue beginnen Sie mit „Mir ist alles schnell zu viel“ und benennen an den nachfolgenden Punkten jeweils verschiedene Aspekte des Problems, dass Ihnen schnell alles zu viel ist, z.B. neben dem Auge „Ich fühle mich schnell erschöpft“, unter dem Auge „Ich mag keine großen Menschenmengen“, unter dem Kinn „Ich kann mich nicht lange konzentrieren“ usw. Das macht nicht nur Spaß und gestaltet den Klopfvorgang unterhaltsamer, sondern hat auch häufig eine intensivere Wirkung. Als Anfängerin oder Anfänger können Sie sich jedoch dann auch schnell „verirren“, daher empfehle ich Ihnen, unbedingt erst einmal ein paar Monate die Minimalmethode durchzuführen.

Perlenketten

Der Perlenketteneffekt: Während Sie klopfen, fällt Ihnen vielleicht etwas ein (z.B. eine Erinnerung an ein Ereignis), oder Sie denken plötzlich an eine Person oder etwas anderes.

Manche Menschen greifen das Neue dann auf, und während sie diesen Satz klopfen, denken sie vielleicht noch an andere Dinge, die sie dann wieder klopfen, usw. Man kann auf diese Weise vom Hundertsten ins Tausendste kommen.

Anfängerinnen und Anfängern empfehle ich auch diese Methode nicht. Sie ist natürlich sehr spannend und interessant, aber Sie verschenken dabei viele der wunderbaren Möglichkeiten der EFT-Klopftechnik. Wenn Sie so vorgehen, kratzen Sie überall ein wenig an der Oberfläche, lassen aber vermutlich nicht wirklich etwas los. Und es besteht auch die

Gefahr, dass Sie sich selbst in ein emotionales Chaos manövrieren. Viele Menschen haben mir schon berichtet, dass sie so begeistert sind von EFT, dass sie täglich eine Stunde klopfen und sich dabei eher von den aufkommenden Themen leiten lassen. Doch wenn Sie sich auf diese Weise mit vielen Problemen auf einmal beschäftigen, ist das sehr kontraproduktiv. Sie können nicht auf Knopfdruck ein anderer Mensch werden. Veränderungen brauchen einfach Zeit.

Wenn Sie mit der Anwendung von EFT erfahren sind, können Sie diese Technik natürlich bewusst als einen sehr sanften und intuitiven Weg zur Selbsterkenntnis einsetzen.

Falscher Satz?

Wenn Sie einen Satz klopfen, aber das Gefühl haben, dass „gar nichts“ passiert, ist möglicherweise Ihr Satz nicht der richtige.

Die EFT-Klopftechnik ist wirklich einfach, aber der Satz muss für Sie stimmen. Vielleicht ist Ihr Satz zu allgemein gehalten, und es fehlt ihm an emotionaler Ladung. Das kann einfach auch eine Frage der Formulierung sein.

Denken Sie daran, dass Ihre Sätze nicht beschönigen oder verharmlosen, sondern Ihre Gefühle so abbilden sollten, wie Sie sie empfinden. Wenn Sie etwas oder jemanden hassen, so sollte der Satz auch anfangen mit „Auch wenn ich ... hasse, ...“ und nicht mit „Auch wenn ich ... nicht mag, ...“. Zum einen geht es ja darum, die echte Emotion mit ihrem ganzen Gewicht loszulassen, zum anderen können Sie auch Ihre tatsächlichen Fortschritte nicht ermitteln, wenn der Ausgangspunkt von vornherein nicht stimmt.

Manchmal kann es helfen, wenn man die beiden Satzteile des Setup-Satzes einfach miteinander tauscht, z.B. „Ich liebe und akzeptiere mich voll und ganz, auch wenn …“.

Dehydriert?

Der menschliche Körper besteht größtenteils aus Wasser. Wasser leitet Elektrizität, spielt also eine wichtige Rolle bei der Impulsverarbeitung. Fehlt das Wasser, können die Impulse auch nicht richtig verarbeitet werden.

EFT-Master Lindsay Kenny ist davon überzeugt, dass Dehydrierung eine Heilblockade sein kann. Trinken Sie also erst einmal ein großes Glas Wasser.

Wenn Sie sicher sind, dass Ihr Satz der „richtige" ist und noch ein Glas Wasser getrunken haben, ist jetzt vielleicht der Augenblick gekommen, sich mit Heilblockaden zu beschäftigen.

Heilblockaden (PUs)

Manchmal möchte man vom Kopf her ein Problem zwar gerne auflösen, aber andere innere Anteile möchten das Problem behalten, weil es einen Sekundärgewinn gibt.

Manchmal gelingt es uns also nicht, etwas aufzulösen, weil es hinter dem eigentlichen, sichtbaren Problem einen Glaubenssatz oder eine Überzeugung gibt, die die Auflösung verhindert. Häufig sind uns diese Glaubenssätze gar nicht bewusst. Diese Sätze wirken immer als Heilblockade und werden PUs genannt.

Der Begriff psychische, psychologische oder psychoenergetische Umkehr (PU) stammt von Roger Callahan. Gemeint ist damit eine Umkehrung im körpereigenen Energiesystem, die dafür sorgt, dass die Energie in die entgegengesetzte Richtung (entgegen dem Uhrzeigersinn) fließt. Eine PU sorgt dafür, dass wir unbewusst unsere Anstrengungen selbst sabotieren.

Zum Beispiel wollen wir eigentlich abnehmen, sind aber unbewusst davon überzeugt, dass es für uns nicht sicher ist, abzunehmen, weil wir dann vielleicht als sexuelle Wesen wahrgenommen und behandelt werden könnten. Die PU würde in diesem Fall lauten: „Es ist nicht sicher, abzunehmen.“

Da jede PU ein Hindernis für die Heilung darstellt, wird jedes Setup immer mit dem Satz *„Auch wenn …, liebe und akzeptiere ich mich voll und ganz“* begonnen, um eine eventuell vorhandene PU aufzulösen. Es ist nicht wichtig zu wissen, ob und warum eine PU vorhanden ist, wichtig ist lediglich, sie vor dem Klopfen aufzulösen.

Eine PU (Heilblockade) aufzulösen, bedeutet im Übrigen nicht, dass man das ursprüngliche Problem auch auflöst, sondern, dass man den Weg für die Auflösung des ursprünglichen Problems freimacht.

PU-Checkliste

Sie finden nachfolgend eine PU-Checkliste. Lesen Sie sich die Sätze bitte langsam und sorgfältig durch. Spüren Sie jedem Satz in sich nach. Markieren Sie die Sätze, bei denen Sie in irgendeiner Form reagieren, z.B. mit Traurigkeit, Bitterkeit, innerer Resonanz, Gewissheit etc. Bitte lesen Sie sich auch die anschließenden PU-Beschreibungen durch.

Mögliche Heilblockaden	
Ich glaube nicht, dass diese Methode funktioniert.	☐
Ich will nicht, dass diese Methode funktioniert.	☐

Mögliche Heilblockaden	
Ich kann mein Symptom nicht loslassen.	☐
Ich sabotiere es vermutlich unbewusst, das Symptom loszulassen.	☐
Ich will mein Symptom nicht loslassen.	☐
Es ist nicht sicher, dieses Symptom loszulassen.	☐
Ich verliere einen wichtigen Teil meiner Persönlichkeit, wenn ich das Symptom loslasse.	☐
Ich verdiene es nicht, das Symptom loszulassen.	☐
Es ist gefährlich für andere, wenn ich das Symptom loslasse.	☐
Ich verrate/hintergehe XY, wenn ich das Symptom loslasse.	☐
Das Symptom ist zu schwerwiegend, um losgelassen zu werden.	☐
Ich glaube nicht, dass ich das Recht habe, das Symptom loszulassen.	☐
Eine Blockade hindert mich daran, das Symptom loszulassen.	☐
Meine Loyalität XY gegenüber hindert mich daran, das Symptom loszulassen.	☐
Ich kann mir nicht verzeihen.	☐
Ich kann XY nicht verzeihen.	☐

Es gibt verschiedene Arten von PUs:

1. Problemspezifische PU
2. Massive PU
3. Massive Selbstwert-PU
4. Tiefsitzende PU
5. Problemspezifische Selbstwert-PU
6. Mini-PU

1. Problemspezifische PU

Wie vorher erwähnt, sind die Set-up-Sätze so formuliert, dass eine eventuell vorhandene PU angesprochen wird. Diese PU bedarf daher keiner weiteren Beachtung und wird hier nur der Vollständigkeit halber erwähnt.

2. Massive PU

Eine massive PU wirkt sich auf das ganze Leben aus und kann dazu führen, dass Heilmaßnahmen unter Umständen nicht oder nicht richtig wirken. Die Grundüberzeugung lautet dann: Die Welt ist gegen mich. So könnten Menschen mit Süchten, chronischen Krankheiten etc. unter einer massiven PU leiden.

Sollten Sie das Gefühl haben, dass bei Ihnen eine massive PU vorliegt, empfiehlt es sich, diese vorab zu beklopfen, bevor Sie sich überhaupt ans Auflösen von Sätzen machen.

Eine massive PU auflösen: Alle 1 bis 2 Stunden den wunden Punkt reiben und dazu 3-mal den Satz sagen „Ich liebe und akzeptiere mich voll und ganz mit all meinen Problemen und Einschränkungen" oder Ähnliches und dies 2 bis 3 Monate lang. Das klingt schwer, ich weiß, aber probieren Sie es einfach. Auch wenn Sie nur ein paar Mal pro Tag daran denken, werden Sie merken, dass sich das Leben bald anders anfühlt.

Wenn Sie mit den anderen Übungen nicht warten wollen, empfehle ich, zumindest den beschriebenen Vorgang so oft wie möglich im Laufe des Tages durchzuführen. Das fühlt sich gut an, Sie werden sehen …

3. Massive Selbstwert-PU

Dabei handelt es sich um eine Unterform der massiven PU. Die Grundüberzeugung lautet: Ich verdiene es nicht, glücklich zu sein. Dies sind Menschen, die zuerst an andere denken, harmoniesüchtig sind, zu viel Verantwortung übernehmen und Burnout-gefährdet sind.

Eine massive Selbstwert-PU kann so aufgelöst werden: 2 bis 3 Monate lang täglich alle 1 bis 2 Stunden den Punkt auf dem Kinn beklopfen und dabei 3-mal den Satz sagen:

„Auch wenn ich es nicht verdiene, glücklich zu sein, liebe und akzeptiere ich mich voll und ganz.“

4. Tiefsitzende PU

Eine tiefsitzende PU ist auf ein Problem bezogen, von dem Sie glauben, dass Sie es ohnehin grundsätzlich nicht lösen können.

So können Sie eine tiefsitzende PU auflösen: Beklopfen Sie vor dem normalen EFT-Ablauf den Punkt unter der Nase, und sagen Sie dabei 3-mal den Satz:

„Auch wenn ich ... nie lösen kann, liebe und akzeptiere ich mich voll und ganz.“

5. Problemspezifische Selbstwert-PU

Wenn Sie glauben, dass Sie es nicht verdienen, ein bestimmtes Problem zu lösen, oder grundsätzlich nicht vorankommen, können Sie vor dem normalen EFT-Ablauf den Punkt auf dem Kinn beklopfen und dabei 3-mal sagen:

„Auch wenn ich es nicht verdiene,... zu lösen, liebe und akzeptiere ich mich voll und ganz."

6. Mini-PU

Wenn Sie im Klopfverlauf den Stresswert nicht weiter als auf 4 oder 5 senken können, können Sie auf den Handkantenpunkt klopfen und dabei 3-mal den Satz sagen:

„Auch wenn ich ... nicht vollständig überwinden kann, liebe und akzeptiere ich mich voll und ganz."

Wenn Sie sich nach dem Klopfen schlechter fühlen als zuvor

Die körpereigenen Energien bewegen sich in Form einer liegenden 8 um und über den Körper. Manchmal ist dieses Energiemuster gestört, zum Beispiel bei Krankheiten, chronischer Erschöpfung oder chronischer Depression.

EFT kann dann nicht richtig wirken oder sogar einen gegenteiligen Effekt haben. Das kommt nur sehr selten vor (ich habe es wissentlich nur einmal bei einer Seminarteilnehmerin erlebt).

Übung

Zur Korrektur des Energiemusters gibt es eine Übung namens Homolateral Crossover, die von der Amerikanerin Donna Eden entwickelt wurde.

Übung Homolateral Crossover

1. Die Schlüsselbeinpunkte beklopfen oder massieren
2. Gleichzeitig den rechten Arm und das rechte Bein heben, dann den linken Arm und das linke Bein (12-mal)
3. Dann den rechten Arm und das linke Bein heben und den linken Arm und das rechte Bein (12 x)
4. Schritt 2 wiederholen
5. Schritt 3 wiederholen
6. Schritt 2 wiederholen
7. Schritt 3 wiederholen
8. Die Schlüsselbeinpunkte wieder beklopfen oder massieren

Führen Sie diese Übung täglich über einen längeren Zeitraum durch. Zu dieser Übung finden Sie wieder einen Clip im Netz:

https://youtu.be/t2aDIQLtpdI

Zum Schluss

Nun sind Sie am Ende dieses Buches angelangt. Ich hoffe, die unterschiedlichen Fallgeschichten konnten Ihnen einen Eindruck davon vermitteln, wie sehr Gegenwart und Vergangenheit miteinander verknüpft sind und wie Sie mit der EFT-Klopftechnik einerseits alte Gefühle und Ereignisse auflösen und andererseits Belastungen aufgrund der Hochsensibilität erkennen und verändern können.

- Ganz oft reichen kleine Veränderungen schon aus, um einen Schritt in ein neues Leben zu gehen.

Aber es liegt letztlich an Ihnen, wie groß oder klein die Veränderungen sind. Denken Sie daran, dass tägliches Klopfen über einen längeren Zeitraum natürlich effektiver ist als gelegentliche, lange Klopfsitzungen.

- Wenn Sie täglich klopfen, kommen die Veränderungen ganz von allein.

Das liegt einfach in der Natur der Klopftechnik.

Zu guter Letzt habe ich noch ein kleines Anliegen: Wer in Ihrem Freundes- und Bekanntenkreis weiß eigentlich, dass Sie hochsensibel sind?

Solange andere Menschen nichts von Ihrer Disposition wissen, solange bleibt für Sie und andere hochsensible Menschen alles beim Alten. *Sie* können sehr viel dazu beitragen, Hochsensibilität in die Gesellschaft zu tragen. Ja, genau *Sie*.

- Erzählen Sie anderen Menschen von Ihrer Empfindsamkeit.

Sie werden erstaunt sein, wie wenige davon wissen – und wer sonst noch hochsensibel ist in Ihrem Bekanntenkreis.

Natürlich sollten Sie dabei Vorsicht walten lassen. Menschen, die Ihnen ohnehin nicht wohlgesonnen sind, brauchen davon nicht zu erfahren. Und: Menschen, die auch noch nach einer gewissen Reaktionszeit (die Sie ihnen natürlich zugestehen sollten), unfreundlich, mit Unverständnis oder gar offener Ablehnung reagieren, solche Menschen brauchen Sie nicht in Ihrem Leben! Das ist auch eine Art der Abgrenzung, die zu Ihrem Wohlergehen beitragen kann.

- Schaffen Sie sich selbst eine kleine empfindsame Gemeinschaft.

Mittlerweile gibt es viele Gesprächsgruppen in Deutschland, Österreich und der Schweiz.

Gehen Sie innerhalb der eigenen Familie auf die Suche (aber achten Sie auf sich – Verletzungsgefahr! –, manche Eltern können und wollen sich damit überhaupt nicht auseinandersetzen) und im Freundes- und Bekanntenkreis.

Ich genieße es, hin und wieder zu einem Hochsensiblenstammtisch in meiner Stadt zu gehen und tatsächlich ein paar Stunden nur „darüber" zu reden.

- Das Entdecken von und das Reden über die Gemeinsamkeiten hilft unglaublich und kann das Gefühl von Isolation völlig aufheben.

Einmal hat sich zum Beispiel bei einem dieser Stammtische zufälligerweise herausgestellt, dass viele von uns Getränke am liebsten extrem heiß trinken ... Einfach nur schön!

Wenn Sie mögen, schreiben Sie mir an eftloesung@gmail.com, wie Sie das Klopfen erlebt haben und was sich durch das Klopfen für Sie verändert hat, oder auch, wenn Sie eine Frage haben oder etwas unklar ist. Sie können auch auf meinem Blog vorbeischauen:

www.eft-fuer-hochsensible-menschen.de

Ich freue mich, von Ihnen und Ihren Wundern zu hören.

Viel Spaß beim Klopfen ...

Monika Richrath

Literatur

Ahadi, B. & Basharpoor, S. (2010) Relationship Between Sensory Processing Sensitivity, Personality Dimensions and Mental Health. Journal of Applied Sciences, 10, 570–574.

Andrade, J. & Feinstein, D. (2003) Energy Psychology: Theory, Indications, Evidence. In: Feinstein, D. (Hrsg.), Energy Psychology Interactive: Rapid interventions for lasting change. Ashland, OR.

Aron, E. (1996) Sind Sie hochsensibel? München

Boyce, W.T. & Ellis, B.J. (2005) Biological sensitivity to context: I. An evolutionary-developmental theory of the origins and functions of stress reactivity, Dev Psychopathol., 17(2),271–301

Brennan, B.A. (1994) Licht-Heilung. München

Church, D. et al. (2012) The Effect of Emotional Freedom Techniques on Stress Biochemistry: A Randomized controlled Trial, Journal of Nervous and Mental Disease, 200, 10, 891–896

Coplan J.D. & Papp L.A. et al. (1992) Amelioration of mitral valve prolapse after treatment for panic disorder, American Journal of Psychiatry, BD 149 (II), S. 1587–1588

de Vernejoul, P., Albarède, P. & Darras, J.-C. (1992), The Journal of Nuclear Medicine, 33, 409–412

Ellis, B.J., Jackson, J.J., & Boyce, W.T. (2006). The stress response systems: Universality and adaptive individual differences. Developmental Review, 26, 175–212.

Gahery Y. & Vigier, D. (1974) Inhibitory effects in the cuneate nucleus produced by vago-aortic afferent fibres, Brain Research, Bd. 75, 241–246

Grossarth-Maticek, R. (1986) The Heidelberg Prospective Intervention Study. First International Symposium – Primary Prevention and Cancer, Antwerpen, Belgien, 1986

Gunnar, M. (1994) „Psychoendocrine Studies of Temperament and Stress in Early Childhood“, in Temperament, Ausgabe Bates und Wachs, 175–198

Hartmann, S. (2002) Emotionale Freiheit. Kirchzarten bei Freiburg

Jung C.G. (1921) Psychologische Typen. Zürich

Lewis, T., Amini, F. & Lannon, R. (2001) General Theory of Love. New York

Ruden, R.A. (2005) A neurobiological basis for the observed peripheral sensory modulation of emotional responses, Traumatology 11(3) 145–158)

Schlebusch, K.P, Maric-Öhler, W. & Popp, F.A (2005) Biophotonics in the Infrared Spectral Range Reveal Acupuncture Meridian Structure of the Body. The Journal of Alternative and Complementary Medicine, 11, 1, 171–173

Shenk, J.W. (2009) What makes us happy? Atlantik Monthly, 36–53

Van der Kolk, B.A. (1995) Psychische Folgen traumatischer Erlebnisse: Psychologische, biologische und soziale Aspekte von PTSD, Traumatherapie.de

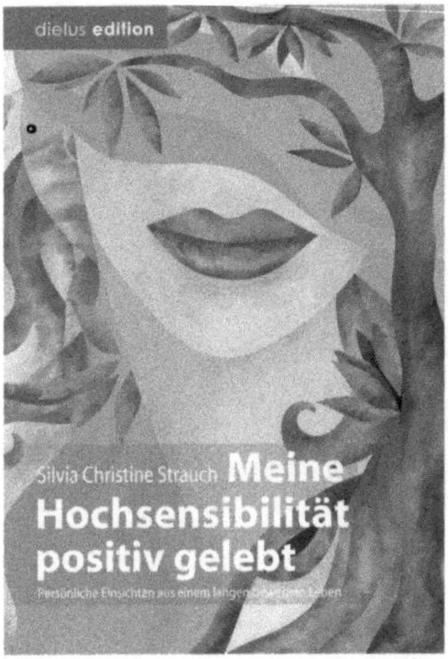

Meine Hochsensibilität positiv gelebt

Persönliche Einsichten aus einem langen, bewegten Leben

ISBN 978-3-9817975-0-3

Von hochsensibler Lebenserfahrung profitieren: Oft wird der rote Faden einer hochsensiblen Existenz erst in der Rückschau nach Erreichen der Lebensmitte deutlich. Profitieren Sie von der umfangreichen Lebenserfahrung der Autorin. Sie zeigt Ihnen auf, dass ein positives und erfolgreiches Dasein nicht im Widerspruch zur Hochsensibilität steht. Dabei lässt sie Sie an vielen ihrer Lebenserfahrungen teilhaben.

Die Erläuterungen von vielen persönlichen Erlebnissen und Einsichten sowie die Formulierung wertvoller Tipps für den Alltag helfen Ihnen, Ihre Hochsensibilität positiver zu erleben.

Die Buchautorin Silvia Christine Strauch, geboren 1955, beschäftigte sich beruflich über 40 Jahre lang mit dem Themengebiet der Naturheilverfahren. Dabei lagen ihre Tätigkeitsschwerpunkte im Coaching, in der Personalführung sowie im Verkauf. Zudem gilt sie als Fachfrau für artgerechte Pferdehaltung und für die Ausbildung von Pferden und Hunden. Die hochsensible Autorin gibt mit ihrem Buch viele persönliche Einblicke in ihr erfolgreiches hochsensibles Leben.

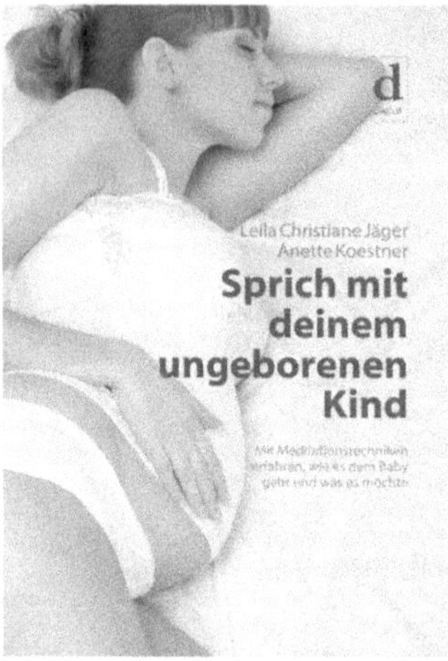

Sprich mit deinem ungeborenen Kind
Mit Meditationstechniken erfahren, wie es dem Baby geht und was es möchte
ISBN 978-3-9817975-2-7

Die Zeit zwischen der Empfängnis und der Geburt bietet eine einzigartige Chance – nie mehr im Leben sind sich zwei Seelen so wunderbar nahe wie in der Zeit der Schwangerschaft. Solche idealen Rahmenbedingungen sind optimal geeignet, um in direkten Kontakt mit dem ungeborenen Leben zu treten.

Dazu bieten die Autorinnen zahlreiche Meditationstechniken und langjährige Erfahrungen. So können Sie erlernen, intuitiv mit Ihrem Baby zu kommunizieren. Sie werden ein tiefes Vertrauen in Ihre innere Stimme entwickeln und einen direkten Draht zum Ungeborenen erhalten.

Sie erfahren, wie es Ihrem Baby geht und was es von Ihnen möchte. Zudem werden Sie viele weitere Hinweise und Anregungen übermittelt bekommen, so dass Sie von Anfang an Ihre Wünsche mit denen Ihres ungeborenen Kindes harmonisch vereinen können. Nutzen Sie diese unwiederbringliche besondere Zeit Ihrer Schwangerschaft. Sie werden eine noch engere seelische Verbindung zu Ihrem geliebten Baby aufbauen, die auch nach der Geburt weiterhin bestehen bleiben wird. Dieses Buch mit seinen vielen Mentalübungen und Fallbeispielen wird Ihnen dabei eine große Hilfestellung sein.

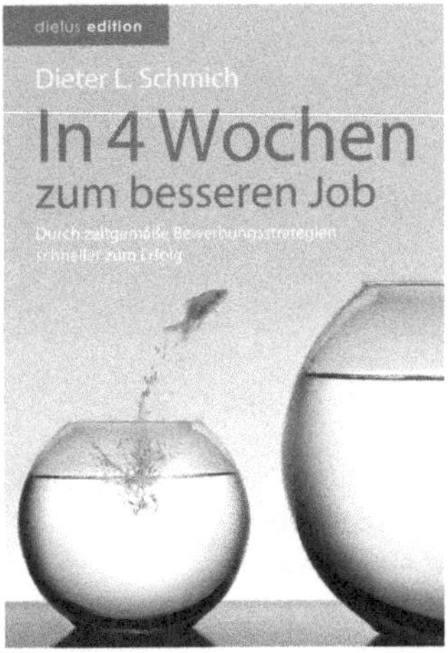

In vier Wochen zum besseren Job
Durch zeitgemäße Bewerbungsstrategien
schneller zum Erfolg
ISBN 978-3-9815711-0-3

Jobsuchende müssen heute moderne Informationstechniken beherrschen, um zu erfahren, wie, wann und wo die besten Positionen zu besetzen sind. Viele Vakanzen werden heute nicht mehr als Stellenanzeige öffentlich ausgeschrieben. Selbst die Form sich initiativ zu bewerben, stößt bei vielen Arbeitgebern immer öfter auf Ablehnung. Neue Strategien sind vonnöten. Zugleich sind die in Unternehmen heute üblichen rationalisierten Betriebsabläufe zu berücksichtigen. Es wird in der Hauptsache telefoniert, gemailt und persönlich gesprochen. Dabei werden von Bewerbern aussagekräftige Informationen erwartet.

Dieses Buch bietet Ihnen zu alledem eine detaillierte Anleitung. Von der Ausarbeitung einer eigenen „Beruflichen Botschaft", über innovative Recherche- und Bewerbungstechniken, bis hin zur erfolgreichen Bewältigung von Vorstellungsgesprächen.

Sie werden mehr Vakanzen ausfindig machen, gekonnt mit den richtigen Ansprechpartnern kommunizieren und schneller attraktivere Zusagen erhalten. Auf diese Weise ist es möglich, in nur wenigen Wochen einen besseren Job zu finden.

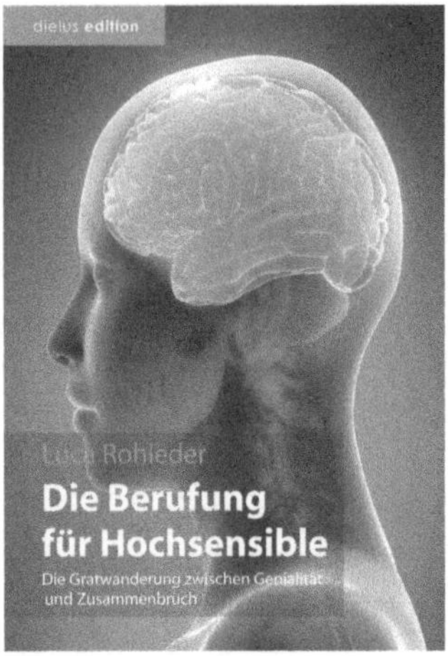

Die Berufung für Hochsensible
Die Gratwanderung zwischen Genialität
und Zusammenbruch
ISBN 978-3-9815711-4-1

Hochsensible Menschen spüren sehr wohl, dass tief in ihnen etwas schlummert, das nur darauf wartet zu erwachen. Sie wissen, dass sie über viele Talente verfügen, können diese aber nicht konkret beim Namen nennen. So sind sie selten imstande, aus ihren Stärken Kapital zu schlagen.

Vielmehr haben sie oft die Befürchtung, mit den neuen Herausforderungen eines veränderten Arbeitsmarkts nicht mehr Schritt halten zu können. Was bleibt ist manchmal eine nicht enden wollende Suche nach dem richtigen Platz in der Berufswelt.

Der erfahrene und hochsensible Jobcoach Luca Rohleder hat dafür ein psychologisches Modell entwickelt, das nicht nur die Aufteilung des Egos in mehrere Ichs umfasst, sondern vor allem auch viele spirituelle Aspekte mit einfließen lässt. Sie erhöhen damit den Grad Ihrer Selbsterkenntnis und es wird sich Ihnen vieles offenbaren, was Sie bisher als unerklärlich empfanden. Der Autor wird Ihnen aufzeigen, dass Sie nicht nur über geniale Gaben verfügen, sondern dass diese tatsächlich auf eine ganz bestimmte Berufung abzielen.